DROGAS

esse barato sai caro

CB132282

Antonio Mourão Cavalcante

DROGAS
esse barato sai caro

os caminhos da prevenção

EDITORA
ROSA DOS
TEMPOS

CIP-Brasil. Catalogação-na-fonte
Sindicato Nacional dos Editores de Livros, RJ.

C364d
Cavalcante, Antonio Mourão
Drogas: esse barato sai caro: os caminhos da prevenção / Antonio Mourão Cavalcante. – Rio de Janeiro: Record: Rosa dos Tempos, 1997.

Inclui bibliografia
ISBN 85-01-04926-3

1. Drogas e juventude. 2. Drogas – Abuso – Prevenção. I. Título.

97-0124
CDD – 362.29386
CDU – 362.8-056.834

Copyright © 1997 by Antonio Mourão Cavalcante

Foto do autor por Everton Lemos – Cidades

CÓPIA NÃO AUTORIZADA É CRIME
ABDR
ASSOCIAÇÃO BRASILEIRA DE DIREITOS REPROGRÁFICOS
RESPEITE O DIREITO AUTORAL
EDITORA AFILIADA

Direitos exclusivos de publicação adquiridos pela
EDITORA ROSA DOS TEMPOS
Um selo da
DISTRIBUIDORA RECORD DE SERVIÇOS DE IMPRENSA S.A.
Rua Argentina 171 – 20921-380 Rio de Janeiro, RJ – Tel.: 585-2000

Impresso no Brasil

ISBN 85-01-04926-3

PEDIDOS PELO REEMBOLSO POSTAL
Caixa Postal 23.052 – Rio de Janeiro, RJ – 20922-970

A juventude é uma sublime impaciência.

José de Alencar

SUMÁRIO

Apresentação

Eu tenho muita estima, respeito e carinho pelo Professor Antonio Mourão Cavalcante. Durante duas décadas pude acompanhar Cavalcante em sua ação comunitária e seu trabalho com famílias. Uma das últimas vezes em que o vi, ele me apresentou, com justo orgulho, as realizações empreendidas no trabalho que realiza junto às populações de favelas. Um pouco isolado em sua bela cidade de Fortaleza, ele é um dos que merecem prestígio nacional. Aliás, ele é mais conhecido no plano internacional do que mesmo em seu próprio país.

Quando Mourão Cavalcante escreve um livro, o que é

raro, ele sabe do que está falando. Ele tem experiência de terreno, ajudado por uma profunda cultura e uma reflexão permanente sobre a ética.

Mourão Cavalcante pensa a justo título que a prevenção é uma das armas fundamentais que pode impedir a grande chaga, aquela das drogas que penetra nas famílias e nas comunidades geralmente desunidas.

Mas ele tem bastante experiência para saber e ousar dizer que a prevenção não pode se centrar no objeto-droga. Ele conhece a implicação da parte da dinâmica pessoal, familiar e social que constrói a vida de um adolescente. Não é suficiente proibir, fazer julgamento, moral ou pejorativo sobre as drogas. Ele sabe quantas coisas importantes se passam na adolescência ao nível familiar, escolar e comunitário. Sabe e coloca em prática.

O livro que você vai ler compreende um certo número de dados de base sobre os tóxicos e sobre as noções fundamentais de dependência, de tolerância e sobre os riscos. Uma vez esta parte bem exposta, nós entramos no âmago do assunto: da infância à adolescência, o caminho é muitas vezes difícil, quer através do clássico conflito de gerações, quer das recusas e das não identificações na família, o que configura um processo dinâmico.

As respostas são essenciais. Primeiro, estabelecer ou recomeçar o diálogo entre pais e filhos. Em seguida, o trabalho em meio escolar onde somos apresentados a verdadeiros programas. Enfim, por ser um clínico, o Professor Cavalcante reflete sobre os modelos de prevenção, seus limites e sua própria dinâmica, na condição de que ela não seja encantatória.

Eu desejo um grande sucesso a este livro e espero que se torne obra de referência com a qual pais, educadores e interessados tenham acesso a um verdadeiro campo de minas.

É preciso agradecer ao autor por nos dizer claramente que a prevenção, seja ela primária, secundária ou terciária, é um verdadeiro trabalho e, mais, que não se deve confundir informação com prevenção. Uma vez que isso seja compreendido, todo o resto está por fazer.

Claude Olievenstein
Hospital Marmottan
Paris

Para Começar

Do ponto de vista individual, o envolvimento com drogas tem um desenrolar muito rápido. Em pouco tempo a situação se deteriora e pode tornar-se quase irreversível. Ao mesmo tempo que seu uso pelo jovem provoca nele uma quebra ou ruptura da vontade. Torna-se desmotivado. Para ele só conta a droga, num círculo atroz.

O produto e o sujeito formam um duo inseparável. Sem perspectivas, a vida passa a girar somente em torno da droga, agravando continuadas formas de marginalização: a prostituição, o roubo, a delinqüência.

Do ponto de vista familiar, ter um filho que se droga é

uma experiência muito dolorosa. Há um sofrimento e um constrangimento enormes. A presença da droga reforça a desestruturação familiar.

Se a família não vinha bem, com a droga ela perde a "cabeça". E transforma numa situação muito inquietante a menor dúvida, a simples suspeita. Isso deve justificar, por exemplo, o clima de quase pânico que hoje invade as famílias de drogados.

Para a sociedade, é bom saber que o tráfico de drogas é um comércio que traz um lucro fabuloso. Provoca uma rápida concentração de riqueza, gerando um poder paralelo. Com a subversão da lógica da economia e do poder, gradativamente, os traficantes vão ampliando seus tentáculos, controlando e dominando o próprio país. Eles criam um Estado dentro do Estado. É natural, pois, que o tema DROGA suscite um fascínio tão intenso. É um tema com imenso potencial mobilizador.

A sociedade, qualquer que seja seu nível, quer falar, quer discutir, quer aprender sobre drogas. Quer, sobretudo, partilhar medo.

Não é justo, nem estratégico, colocar em cima desse pânico o discurso de terror. Não podemos reduzir a percepção do problema. Devemos compreender, sempre, que se trata de uma questão multifatorial e complexa.

Doutra parte, não é compreensível que a ênfase do discurso sobre a toxicomania seja a droga. Essa perspectiva prende a discussão apenas à produção e ao tráfico. Em consequência, a repressão passa a ser não apenas necessária mas perigosamente exclusiva. É indispensável falar sobre o consumidor.

Primeiro, nem todo jovem que prova drogas é toxicômano. Cada tipo exige uma abordagem diferente, porque são situações diferentes. Segundo, devemos nos perguntar: por que seu uso é mais comum entre os jovens? Por que há uma maior incidência em famílias com dificuldades sociais e emocionais? Por que a população marginal é a mais atingida?

Todos estes elementos nos convidam a pensar a questão da droga de uma forma mais abrangente. Não se pode reduzir a reflexão a uma única dimensão. A droga está ligada intrinsecamente às questões maiores da sociedade, e o seu combate às drogas precisa ser bem planejado.

Deve-se evitar o discurso alarmista. Os jovens não crêem nisto. Ou, mais grave, podem se sentir desafiados. Da mesma forma, deve-se evitar o discurso moralista. Na idade em que se encontram, os jovens pouco dão bola a esse tipo de papo.

A prevenção passa, necessariamente, pela idéia de propor alternativas saudáveis e desafiadoras. Prevenção consiste em mobilizar todas as forças vivas da comunidade e investir na formação de recursos humanos com o apoio da mídia.

Reduzir a questão DROGAS a um discurso moralista e alarmista, além de significar um desconhecimento do contexto social, com todas as outras mazelas que nos perseguem, é abrir espaço para toda uma visão oportunista e manipuladora, que permite, entre outras coisas, a exploração do tema para fins eleitoreiros.

Para sermos responsáveis e conseguirmos adesão dos jovens, temos que sustentar uma conversa honesta. A lógica da droga é a do tudo pode. O vale tudo. A nossa não pode ser a mesma.

CONCEITOS BÁSICOS

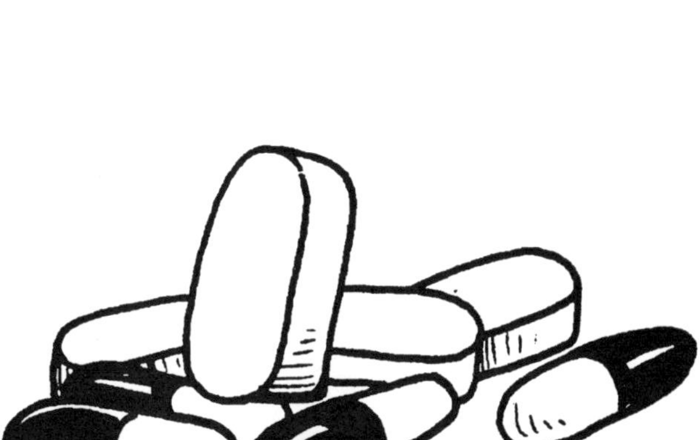

Droga

É toda e qualquer substância que, introduzida no organismo, determina alterações no funcionamento psíquico, modificando uma ou mais de suas funções. Pode ser chamada também de tóxico, bolinha, entorpecente, narcótico, psicotrópico, bagulho.

As drogas são substâncias que visam tanto à negação dos sofrimentos quanto à busca de prazer.

O interesse social tenta distinguir certas drogas de outras, considerando umas como aceitáveis, que podem ser livremente comercializadas — tipo as bebidas alcoólicas e o tabaco —, e outras como não-aceitáveis, cuja produção, transporte e venda estão proibidas — tipo a maconha e a cocaína.

Essa atitude parece guardar um paradoxo, uma vez que são exatamente as drogas admissíveis as que causam mais prejuízos médicos e sociais. Até mesmo a publicidade dessas substâncias é largamente permitida.

Toxicomania

A Organização Mundial da Saúde propôs como conceito de toxicomania um estado de intoxicação periódica ou crônica, nocivo ao indivíduo e à sociedade, causado pelo consumo repetido de droga sintética ou natural.

Esta definição pode ser desdobrada em três características:

- Um desejo irresistível ou uma necessidade imperiosa de consumir a droga e procurá-la para si próprio, por todos os meios possíveis;
- Uma deficiência de ordem psicológica e/ou física em relação aos efeitos da droga.
- Uma tendência para aumentar as doses.

Classificação

Quanto ao aspecto legal:

- legais — aquelas que podem ser comercializadas livremente. Ex.: bebidas alcoólicas e fumo;
- ilegais — aquelas cujo tráfico e comércio é proibido pelas leis do país. Ex.: maconha, cocaína.

Quanto à ação química:

1) depressoras: aquelas que baixam ou reduzem a atividade psíquica. As mais comuns são:

- álcool (no início sua ação é euforizante),
- inalantes (loló, acetona, éter, cola de sapateiro),
- tranqüilizantes (benzodiazepínicos, calmantes),
- codeína (substância encontrada em xaropes para tosse),
- barbitúricos (Optalidon, Tonopan);

2) estimulantes: aquelas que aceleram ou excitam as funções psíquicas. As mais comuns são:

- cafeína (encontrada no café, guaraná etc.),
- cocaína (e seu derivado crack),
- anfetaminas (remédios para emagrecer);

3) perturbadoras: aquelas que alteram as funções psíquicas, atuando sobre a senso-percepção. As mais comuns são:

- maconha (e seu derivado haschich),
- auyasca (santo daime),
- zabumba,
- artane,
- cogumelo.

Dependência

É a relação que o usuário estabelece com a droga tornando seu uso um hábito impossível de romper sem sofrimento. A dependência pode ser de dois tipos: psicológica e física. E é difícil distinguir, pela aparência, qual é qual.

A dependência física se manifesta comprometendo alguma função do organismo. Ex.: dor de estômago, pressão alta, taquicardia, falta de ar, diarréia.

A dependência psicológica é mais subjetiva. Consiste em ter algumas funções psíquicas alteradas. Ex.: nervosismo, ansiedade, inquietação.

Devemos, ainda, diferenciar entre dependência e uso terapêutico abusivo. Este seria o consumo exagerado de uma substância (remédio) para eliminar um transtorno ou recuperar uma função orgânica. O objetivo, aqui, situa-se no plano terapêutico. Isto é, busca-se o efeito do remédio. Fala-se em farmacomania. Entretanto, quando da dependência química, verifica-se a ultrapassagem da posologia natural na busca de prazer, evidenciando uma tendência voluptuosa sempre ligada ao desejo.

Síndrome da Abstinência

Caracteriza-se por uma série de sinais e sintomas que a pessoa apresenta por não estar utilizando a droga, tais como ansiedade, tremores, irritabilidade, dores musculares e um intenso mal-estar.

Pode-se observar, por exemplo, entre os fumadores e os que ingerem álcool, quando estão sem usar essas drogas.

Escalada

É a evolução do consumo ocasional para a dependência intensa. Significa também a passagem de uma droga simples para outra mais pesada. Apesar de se falar muito que uma droga mais simples leva à experimentação de outras mais duras, o fenômeno não é cientificamente demonstrado.

Overdose

Palavra de origem inglesa que significa acima da dose, além do suportável pelo organismo. Pode ocasionar problemas orgânicos graves, inclusive a morte.

Do ponto de vista médico-legal fala-se que os traficantes precisam — depois de um certo tempo — "eliminar" os usuários mais impertinentes e sem dinheiro. Uma das maneiras seria a de providenciar uma dose pura, diferente da usual que, quase sempre, é resultado do desdobramento da droga pura. O usuário, acostumado com outra substância de baixa concentração, acaba não suportando a dose "forte" e morre. Para todos os efeitos, esse crime será considerado apenas como um acidente.

Tolerância

Quando o organismo começa a reagir com menos intensidade ao efeito da droga. Neste caso, o usuário passa a utilizar doses maiores da substância para sentir o mesmo efeito de antes. Diz-se que o organismo "acostumou-se" com a droga. Esse fenômeno é muito freqüente em usuários de tranqüilizantes.

Infância

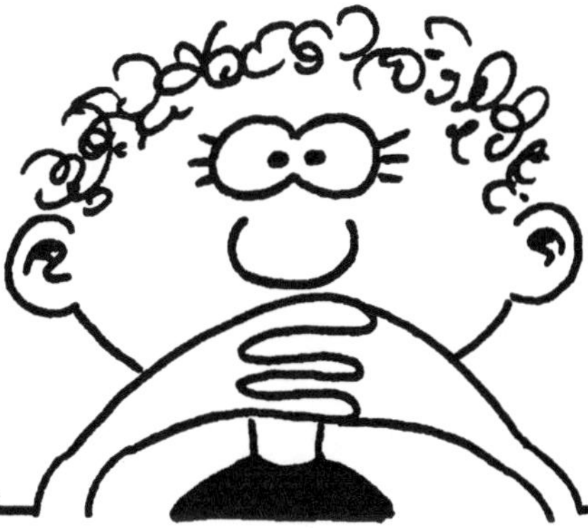

É inestimável a importância dos primeiros anos de vida na formação da personalidade e nas relações futuras com os outros. Embora haja alguma divergência quanto ao papel de cada aspecto, todos concordam quanto à relevância de alguns temas, como a alimentação, a oralidade e o seio materno.

A qualidade dos cuidados parentais, recebidos pela criança nos primeiros anos de vida, são de importância crucial para a saúde mental futura. Durante muitos anos esta ênfase foi dada ao papel da mãe nas primeiras relações, embora já existissem trabalhos que mencionavam a influência da participação masculina.

Observamos a extrema relevância das primeiras relações mãe e filho, pai e filho, no desenvolvimento da criança como um todo, isto é, desde a formação de sua personalidade, no ajustamento e no desenvolvimento das capacidades motoras, cognitivas, afetivas e sociais.

Embora estas relações concentrem-se inicialmente na figura da mãe, pela necessidade de cuidados muito específicos — amamentação, higiene do bebê, comodidade e exploração corporal —, a figura do pai deve ser introduzida desde o início da vida do bebê.

Desenvolvimento

Para muitos pais e educadores, a contribuição da Psicologia e sobretudo da Psicanálise seria supostamente o de advogar uma maior liberdade, quase irrestrita, que deixa a criança fazer tudo que quer.

Assim, dizem, a criança não seria traumatizada pelo processo educativo, nem recalcada. A pretexto de contrapor-se à educação rígida e repressiva do passado, não se pode agora permitir qualquer coisa. Não é correta a educação baseada no tudo é possível, no libera-tudo. Isso não contribui para livrar-se do reprimido.

Na verdade, a criança vive essas situações de liberalidade como abandono. Ninguém liga para mim, nem para o que eu faço. A proposta desses processos deveria ser a de permitir o autoconhecimento — "conhece-te a ti mesmo" — mais do que o "faça o que quiser, porque tudo pode".

A criança faz seu primeiro contato com o mundo através da figura da mãe. Ela satisfaz as necessidades primárias da criança. Muitas dessas satisfações são fornecidas quando o bebê é alimentado, alivia suas dores e quando recebe calor e proteção de que necessita.

Sabemos ser essencial que este primeiro contato com a mãe verdadeira ou substituta seja caloroso, íntimo e contínuo, em que ambos encontrem satisfação e prazer. É nesta relação complexa, rica e compensadora com a mãe (e o pai), nos primeiros anos, que está a base da personalidade e saúde mental futura do bebê.

No ato de amamentar é importante que a figura materna seja estável e capaz de dar amor, criando laços estáveis nas relações estabelecidas com o bebê.

A "maternagem" é um processo global mãe-filho. Caso a mãe não possua leite, ou mesmo não possa amamentar, como acontece com a maioria dos filhos adotivos, é o relacionamento amoroso e corporal em sua totalidade que alimentará os processos internos da criança.

Tomar a criança ao colo, falar com ela, acariciá-la são atitudes que a ajudarão a construir sua própria configuração. Ajudará, também, a amar e organizar o objeto primordial de toda a evolução afetiva: sua mãe.

A amamentação é uma questão de envolvimento entre mãe/filho, o ato de pôr em prática a relação de amor entre dois seres humanos.

Por isso, falamos em experiência primitiva do amor .

Especialistas que observaram crianças institucionalizadas mostraram que, apesar dos cuidados médicos, alimentares e higiênicos, estas crianças andaram e falaram tardiamente e possuíam um esquema corporal prejudicado. Mostram também que tinham dificuldade de estabelecer ligações significativas e que usavam freqüentemente, como fonte de satisfação, condutas autoeróticas, portanto, regredidas: balançar o corpo, ritualizações rítmicas de movimento, chupar o dedo.

Como poderá a mãe, então, desempenhar melhor seu papel? Neste momento, remeteremos à figura do pai: este poderá criar um espaço em que a mãe circule à vontade, amparada, e não tendo que cuidar das coisas que acontecem à sua volta, numa época que precisa de concentração. Assim, o pai, além de funcionar como suporte da mãe, dá a ambas apoio emocional gerando a oportunidade de ser introduzido junto à criança.

Os estudos destacando a figura do pai e seu papel junto às crianças vêm aumentando. A presença do pai tem sido considerada primordial no desenvolvimento, na aprendizagem e na construção de personalidade dos filhos. O pai é o primeiro outro que as crianças encontram fora do ventre materno. O pai encarna inicialmente o "não-mãe" e dá forma a tudo que não seja ela.

Torna-se o terceiro elemento nesta história de amor, introduzindo um fator de separação entre a mãe e a criança. Provoca a diferenciação. Ele coloca um fim à simbiose paradisíaca na qual vivem mãe-filho. É o apelo da lei.

O pai representa o princípio da realidade e da ordem da família, ajudando o filho a construir sua estrutura interna. Permite a este ter acesso à agressividade, à afirmação de si, à capacidade de se defender e à sexualidade. O pai é o facilitador da passagem do filho, do mundo da família, para a sociedade.

O amor de pai pode estimular as realizações do filho. A presença desse elemento revela-se crucial no desenvolvimento da noção de responsabilidade, do prazer de se superar e mesmo do respeito à hierarquia que só é positiva se vem junto com o afeto.

É na família que o ser humano realiza a experiência primitiva do amor. É no aconchego familiar que devem ocorrer as primeiras aventuras no trato com a afetividade: momentos fundadores da vida emocional do indivíduo. A maneira como ele vai transar essa afetividade com a mãe e com o pai será decisiva para seu futuro. Dadas estas circunstâncias, existirão crianças com um registro positivo do amor. Isto é, meninos que foram acariciados, beijados, amamentados, enfim, desejados pelos pais, o que significa dizer, recebidos no círculo da humanidade. E, outros que não. Desde o início, foram abandonados, rejeitados. Isso faz uma diferença fundamental na existência do ser humano.

As crianças, desejadas e amadas — ao nível de uma família — desde que nasceram, terão sensibilidade para responder ao amor. Sabem o que isso significa porque em algum momento de suas existências viveram isso. Diante de uma aproximação, de uma abordagem carinhosa, saberão entender e responder, tornando possível a aproximação, muitas vezes a pedra de toque da recuperação e da cura.

Mesmo os meninos de rua, que por alguma outra razão que não o desamor tenham deixado os pais, a família, e que, algum tempo depois, foram abordados por educadores e profissionais, compreendem rápido o apelo da aproximação e acreditam no convite. Esta abordagem os reenvia ao primitivo momento de suas vidas, guardado lá dentro de suas almas, como relíquia maior da existência. Sim, responderão de forma positiva.

Já as crianças que não tiveram esta experiência primitiva do amor, aprenderam outra lei. Incorporaram a máxima de que a vida é o "salve-se quem puder". Luta brava e violenta. São "bichos". Não viveram a aventura da humanização que é o valor maior despertado pelo amor.

Qualquer aproximação ou gesto de carinho e afeto que lhes possa ser enviado será vivenciado como uma profunda ameaça. Imaginam que querem lhe pegar. Tornamse arredios, refratários. E, se der bobeira, zapt!, eles descontam com toda violência. Foi essa a grande regra que introjetaram.

O homem é o ser do reino animal que mais demora em seu processo de crescimento. Tanto do ponto de vista biológico, quando não poderia sobreviver sem o apoio de outros adultos, quanto — e sobretudo — do ponto de vista afetivo, emocional.

As relações iniciais que desenvolve com a mãe vão delinear a forma como ele, no futuro, irá se relacionar com os outros. Essa experiência — as maneiras positivas, os traumas, as condições de resolver os problemas e as dificuldades — ficará como matriz, a que ele sempre recorrerá em momentos de dificuldades.

Nesse contexto, a figura do pai tem um papel muito significativo nas relações familiares e na tríade mãe-pai-filho. Ele encaminhará o filho para o mundos dos "grandes", lembrando os princípios, as normas, os limites, enfim, as regras da convivência humana.

Todo esse processo de interação mãe-pai-filho está circunscrito a um contexto, num tempo definido. Tempo que marca o ciclo de vida da família e de necessidades próprias. E depois dessa iniciação no convívio familiar, virá a escola, outro espaço de crescimento e sociabilização.

Dessa forma, pouco a pouco, vai-se esculpindo um novo ser humano. Pela repetição dos hábitos, pelos princípios e valores que vão gradativamente sendo infundidos, forma-se e consolida-se uma nova personalidade que deverá ser capaz de enfrentar os desafios do viver.

A família continua sendo fundamental para a construção da humanidade do homem. É lá, no aconchego de um lar, nos braços de um pai e de uma mãe, que se amalgama a criatura humana. Até hoje não se conseguiu tirar da família esse papel fundador.

Conclusão

As relações iniciais, mãe-filho, vão delinear as primeiras relações com o outro e que são fundamentais para o desenvolvimento geral da criança. A figura do pai tem um papel preponderante nas relações familiares e na tríade mãe-pai-filho. Entretanto, sentimos necessidade de uma maior presença desse nas relações iniciais junto ao bebê e de que assuma novos papéis junto à família.

Finalmente, todo esse processo de interação mãe-pai-filho está circunscrito num contexto, num tempo definido, tempo este que tanto marca o ciclo de vida familiar quanto o das necessidades próprias. É importante, portanto, conceber e abordar estas relações dentro deste contexto, senão estaremos desconsiderando o próprio viver da família.

Adolescência

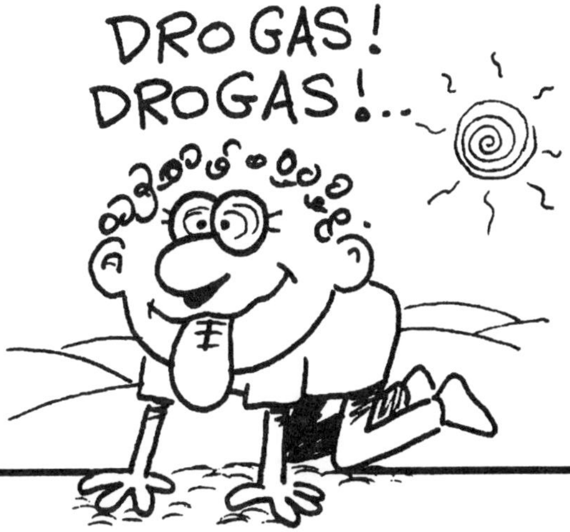

A adolescência é um momento muito especial da vida. É um período de transição, mudanças e passagem. O primeiro elemento importante a considerar é que essa transição não se faz de forma contínua e uniforme. Ela ocorre em ziguezague.

Há momentos em que o adolescente parece adulto, se comporta e age plenamente como tal. Instantes depois pode apresentar uma conduta totalmente infantil. Um exemplo bem ilustrativo do que estamos explicando está na voz do adolescente. Ela não muda de forma crescente: afina, logo em seguida engrossa; e, vice-versa. Não é linear. É um processo sistêmico em que muitos elementos entram em destaque.

Um fenômeno típico de nosso tempo: a adolescência está cada vez mais demorada. No passado, logo após a puberdade, o jovem era incorporado à sociedade, como adulto. Hoje, ele precisa de muito mais tempo para ingressar no mundo dos adultos. Em vários casos, ele já possui todas as características de adulto, corpo de homem ou mulher, mas ainda não tem trabalho, ainda não se casou etc. Isto torna a adolescência alongada, acarretando uma enorme ansiedade no adolescente e nos pais que desejam/precisam ver o filho trabalhando, produzindo e ganhando dinheiro.

Esse tempo de espera é chamado de **moratório jovem**.

Por outro lado devemos destacar que a adolescência tem muitos aspectos positivos:

- o desassombro diante do desafio;
- o romantismo;
- o gosto pela aventura;
- a coragem.

E que estes aspectos poderiam ser mais bem canalizados e orientados.

Características

O que caracteriza a adolescência? Os critérios não são rígidos nem uniformes, mas podem ajudar:

- **cronológico:** chama-se adolescência o período que se inicia com a puberdade. Em termos cronológicos (idade), a adolescência começaria em torno dos 11, 12 anos, quando passam a acontecer importantes transformações no corpo, indo até o aparecimento dos caracteres sexuais adultos.

  Pelo que podemos perceber, o critério cronológico é muito impreciso e, na verdade, vai depender de cada jovem em particular. Porém, em termos sociais, a adolescência parece ser cada vez mais precoce;

- **sexual/endócrino:** a adolescência é a passagem à vida da procriação. Isto é, começa a haver a possibilidade de reprodução.

  No homem: aparecimento da ejaculação e produção de sêmen;

  Na mulher: a primeira menstrução — a menarca.

  Do ponto de vista biológico, dada a influência hormonal mais acentuada, o aparecimento dos caracteres sexuais secundários: os pêlos pubianos e axilares, a barba, a mudança de voz, o desenvolvimento das mamas e a formação de um corpo sexual, isto é, um corpo marcadamente macho ou fêmea.

  Na adolescência é exigida uma definição mais clara da sexualidade. Em criança, ele era sem sexualidade manifesta. Crescendo, mostrará sua identidade sexual.

  Do ponto de vista orgânico não esqueçamos que o jovem está em intensa fase de crescimento. Ele gosta muito de dormir, o que é confundido com preguiça. Nada disso. Simplesmente ele tem grande parte de sua energia gasta nesse processo de crescimento. Outro detalhe, geralmente comem muito e são vorazes.

  Porém, pode acontecer o inverso. Isto é, a falta de apetite ou mesmo a recusa de se alimentar (anorexia) que poderia ser entendida como um mecanismo de resistência ou recusa de crescer. Medo de deixar de ser criança;

- **sociocultural:** começa a se definir com mais clareza o futuro profissional, a escolha de uma carreira, o pensar mais concretamente no futuro. Pode acontecer conflito entre pais e filho (o que os pais querem que ele/ela seja e o que ele deseja ser). Não é raro que o filho siga a profissão do pai.

  A cultura define como deve ser o homem e a mulher. Desde a vestimenta até os costumes e maneiras de ser e agir.

  Um fenômeno ligado a nosso tempo é que o adolescente passou a ter um lugar cada vez maior na sociedade. Criou-se a cultura da juventude. Isso aconteceu por volta dos anos cinqüenta. Elvis Presley e o *rock'n roll* foram os símbolos iniciais desse período. Nessa época eles eram excluídos da infância, mas ainda não incluídos na vida ativa. Os jovens, então, procuraram maneiras de se afirmar, tentando encontrar os pontos de referência que lhes seriam próprios. E a sociedade de consumo viu aí as possibilidades de desenvolver um grande mercado.

  Outro fenômeno significativo ligado a isso é a fascinação por líderes ou ídolos próprios. Eles têm necessidade de se identificar com um personagem ideal. O pai não é mais o modelo que procuram imitar, seja porque é muito difícil, seja porque não lhes parece atraente;

- **psicológico:** se antes o universo do jovem era a família e a relação próxima e forte com os pais, agora ele vai querer ser mais do mundo. Passa a não gostar de acompanhar os pais nos passeios que fazem, nem de freqüentar os ambientes que eles propõem.

> O jovem vai buscar o outro — seu objetivo de amor — no grupo social. Quer construir uma identidade e uma autonomia por ele mesmo.
>
> É nesse período que ocorrem muitos choques com os pais, porque o jovem não deseja justamente seguir o desejo deles, ser objeto dos desejos parentais, mas sim traçar seu próprio destino. A dificuldade maior reside no modelo a ser vivido: os pais indicam um modo, uma maneira, e o filho faz exatamente o inverso. É preciso ter em mente que muitas vezes o que existe é conflito de desejos.
>
> Nesta fase os conselhos têm pouco — quase nenhum — efeito e valor. Palavras são palavras. O jovem gosta mesmo é do exemplo.

A transição se faz também com perdas e lutos. Se antes ele era festejado por ser aquela criancinha engraçada e bonitinha, agora, adolescente, cara cheia de espinhas, crescimento desengonçado, é visto como feio ou menos belo. Alguns adolescentes vivenciam esse período com muita dor e sofrimento. Estão perdendo aquele corpo que motivava aplausos, elogios e carinho. E agora, como vai ser?

Da mesma forma a questão do espaço. Se antes podia freqüentar certos lugares da casa (mesmo a cama e quarto dos pais), hoje deve se afastar, precisa ter mais recato e prudência com o corpo e as roupas. Alguns pais parecem ter habilidade apenas para lidar com os filhos crianças. São pais de infância.

Noutras situações, a adolescência dos filhos acorda nos pais os próprios conflitos pessoais que tiveram quando adolescentes. Esta rememoração é vivida de forma emocionalmente intensa pelos pais. Eles se ofuscam e confundem a relação com o filho. Nos filhos e com os filhos esses pais irão acertar as contas de seu passado.

Não é raro que os pais e educadores se atrapalhem quanto aos valores que devem transmitir e quais as proibições que devem impor. Se os pais não sabem mais o que proibir ou afirmar, quais são suas regras do jogo, os adolescentes, ao contrário, em conquista de limites, procuram encontrar, por eles próprios, outras regras, como, por exemplo, seu agrupamento em bandos.

DILEMA!

> *Como ele pode ser,*
> *se para ser*
> *terá que ser como querem os pais?*

Conflitos de Gerações

Ao explicar a formação da sociedade, os psicanalistas, como Freud, destacam que, no início dos tempos, os pais tinham direitos absolutos sobre todas as fêmeas do clã, tal como ocorre ainda hoje com os machos entre os animais. Para ter direito às fêmeas do grupo, os filhos tiveram então que se organizar e matar o pai. Depois, arrependidos do crime, eles assumem um compromisso de jamais desejarem as fêmeas do próprio grupo — mães e irmãs — e de procurarem suas companheiras em outros grupos. Daí surgiu a proibição do incesto e o nascimento da cultura.

Parece uma história muito complicada para entender. O certo, porém, é que o conflito de gerações é um dos problemas mais antigos da humanidade. Foram encontradas inscrições em túmulos egípcios, dos faraós, dizendo que o fim do mundo estava próximo porque os jovens estavam perdidos e sem rumo. Não obedeciam mais aos pais e não tinham qualquer responsabilidade com o futuro. Isto há 3.000 anos antes de Cristo.

Portanto, o conflito de gerações tem uma dimensão histórica e ontológica. Isto é, uma dimensão ligada à própria natureza humana e outra referente à própria história pessoal, que se repete cada vez que o jovem alcança esta idade. Esta situação é inevitável. Ninguém escapa dela. O que pode mudar é a intensidade deste conflito. Diria mesmo que o jovem precisa passar por esse momento. Faz parte de seu processo de crescimento. Como eles dizem, é preciso para criar marra!

Muitos jovens recusam os esquemas convencionais de vida e afirmam, às vezes com violência, a vontade de serem diferentes. Não é incomum que os adultos sejam levados a considerar, como marginal ou toxicômano, todo jovem que se identifica com os movimentos de contracultura. Se é cabeludo, se usa tatuagem ou brincos, se gosta de ouvir música alta, se gosta de se isolar no quarto, se dorme muito ou usa óculos escuros é porque está se drogando. Nada disso: o jovem, curiosamente, muitas vezes precisa de tudo isso, justa e simplesmente porque é jovem.

Porém, o mal-estar dos jovens face aos pais e ao futuro nem sempre é expresso de forma violenta. Uma grande maioria atravessa a "crise da adolescência" sem rupturas ou conflitos mais exagerados, sem expressões violentas com o meio. Seja como for, esse conflito é culturalmente admitido e verificado, em maior ou menor intensidade, em todas as sociedades.

Conclusão

Adolescente não é para ficar quieto. Deve questionar, arriscar e ousar. Isto é próprio de um espírito em expansão. É a idade da conquista, do fazer amigos, de encontrar paqueras, de viver intensamente as paixões e desafios. Este é o aspecto mais extraordinariamente belo da juventude.

De modo que não cabe na cabeça de ninguém que um

jovem deva viver preso, vegetando dentro de casa. Precisa sair, brincar nas festas, ampliar seu espaço social, principalmente quando dos longos fins de semana e períodos de férias. Podemos entender perfeitamente a grande proliferação de bailes e espetáculos musicais que ocorrem nas grandes cidades e que atraem um imenso público jovem.

Como fazer para que esse processo não seja tão traumático para os pais e os filhos?

Os pais, de um modo geral, confessam uma grande preocupação com os filhos adolescentes. Seguinte: os jovens querem, porque querem, freqüentar os ambientes noturnos onde ocorrem estes espetáculos. A rapaziada é tremedamente influenciada pela pesada pressão da "indústria" cultural da cidade. Os bailes e *shows* são anunciados em todos os cantos e todos os dias. Um *marketing* pesado. Todos se sentem na obrigação de ir. Os pais dificilmente têm força para impedir.

Acontece que estes espetáculos, previamente marcados para a noite — dez ou onze horas — nunca começam antes das duas ou três da madrugada. E os garotos não chegam em casa, jamais, antes do dia amanhecer. Bom. Enquanto o espetáculo não começa, a diversão passa a ser o uso imoderado de bebidas alcoólicas quando não a incursão por outros tipos de drogas. Exageradamente. Sem qualquer limite e controle.

Então, aquilo que seria um *show* no palco passa a ser um deprimente espetáculo na platéia. Jovens, meninos e meninas, ainda na puberdade, totalmente embriagados. Claro, as meninas também! O anunciado *show* era apenas um pretexto. O que se pretendia mesmo era faturar na bebida, pouco importando com quem: crianças ou adultos.

Vender bebida alcóolica para menor é proibido por lei

e eles não podem freqüentar qualquer ambiente à hora que quiserem. Isso não existe em lugar algum do mundo! No Brasil, a Lei nº 8069 (Estatuto da Criança e Adolescente) é clara: se um estabelecimento de diversões aceita a presença de menores (Art.74) ou vende bebida alcóolica para os mesmos (Art.81), numa primeira vez é advertido. Na segunda, é passível de fechamento definitivo.

Aos jovens não é oferecida qualquer outra opção de diversão sadia. Os colégios — públicos e privados — mesmo tendo equipamentos de lazer e esportes tão sofisticados, como quadras esportivas, piscinas etc., geralmente fecham durante as férias e fins de semana. Para não falar que, em quase todos, existem auditórios, anfiteatros...

É hora de partir para uma fiscalização mais rigorosa. Faz parte do processo educativo impor limites. E cabe ao poder público, como diz a lei, estimular e facilitar a destinação de recursos e espaços para programações culturais, esportivas e de lazer voltadas para a infância e adolescência.

Maldito o país que não sabe respeitar e orientar o sadio entusiasmo de sua juventude.

Família

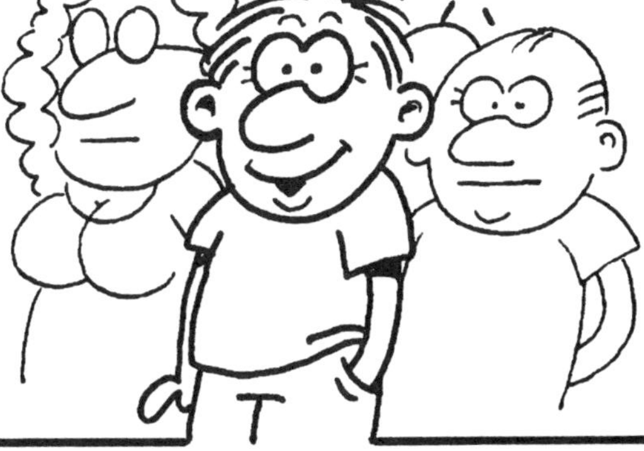

Introdução

Família é uma instituição dinâmica. Começa apenas o casal. Homem e mulher intensamente apaixonados. Depois, vêm os filhos. Mais alguns anos e estes filhos crescem e partem para formar novas famílias.

O agrupamento familiar não deve ser uma instituição rígida como um quartel, onde tem sempre aquele que manda e aqueles que obedecem. Nem como uma escola, onde há os que sempre sabem — os grandes, os professores — e aqueles que devem simplesmente aprender — as crianças.

Família é uma instituição dinâmica, ainda porque todos podem ensinar e aprender. O modelo ideal de família é aquele que contempla a dimensão democrática do conviver. Lugar de palavra e de amor.

Historicamente, a família se prestou a outras tarefas. Foi empresa. Onde o projeto básico era a manutenção de um determinado poder e posse. Por ela, ainda hoje, garantem as leis, é transmitida a herança social e econômica. Família também foi sinônimo de agrupamento clânico.

Uma quantidade imensa de gente em torno de um patriarca que dava as ordens e queria ser obedecido sem contestação. A família, neste caso, era lugar onde se gestava muita neurose. Alguns não guardam boas recordações desse ambiente.

Com o passar do tempo, estas tarefas foram sendo modificadas, esvaziadas ou mesmo removidas. Há pessoas que associam esse fenômeno ao sentimento de que a família estaria acabando. A sociedade não mais teria necessidade dela.

Melhor pensar a família como tendo funções circunstanciais e funções estruturais. Circunstancial seria a forma como ela se adapta ao espaço e ao tempo. Claro, a família atual é muito diferente daquela de nossos pais. Hoje, prepondera o individualismo. Cada um faz uma coisa diferente, tem interesses contraditórios e mesmo conflitantes. Homem trabalha. Mulher trabalha. Filhos passam mais tempo na escola ou diante da tv. É diferente. Aquela família tradicional acabou. Não a família. Simplesmente ela busca outros modelos. Quer ter uma roupa desse tempo.

De modo que a família continua sendo fundamental para a construção da humanidade do homem. É lá, no aconchego de um lar, nos braços de um pai e de uma mãe, que se amalgama a nova criatura humana.

Até hoje não se conseguiu tirar da família esse papel fundador.

Deve-se aprofundar a discussão do papel da família hoje. Abrir espaço para a compreensão de que uma sociedade só é forte se tem no amor sua força motriz. Um homem não nasce. Um homem se cria.

A Ameaça

Ao sentir-se ameaçada, antes de tomar qualquer atitude, a família deve guardar toda a serenidade. Não significa que esteja concordando com o que está acontecendo. Mas, ela não tem o direito de agravar mais ainda o que por sua natureza já é preocupante. Assim, o primeiro passo deverá ser procurar, com a ajuda de alguém, até mesmo de um profissional, construir a anamnese (história em partes) da situação.

O prof. Claude Olievenstein nos propõe uma equação a três parâmetros para que possamos compreender o problema droga/toxicomania.

Primeiro, a droga — O produto — Claro que a substância usada é um produto inerte. É a deliberação do homem que determina que fim ela terá. Por isso é importante saber algumas respostas.

- Qual é a droga que está sendo usada? Dessa forma pode-se aquilatar a natureza do produto. As drogas não são iguais — algumas são mais perigosas que outras — bem como o efeito desencadeado não é o mesmo.

- Em que quantidade e com que freqüência? É igualmente importante de se saber. Estes dois parâmetros se completam. Podemos ter diversas possibilidades, desde a mais amena — pouca quantidade e freqüência — até o uso continuado e em grande quantidade. Neste caso, há que se investigar a maneira como é utilizada. Algumas drogas podem ser usadas de forma injetável, e aí os riscos são maiores.
- Foi por acaso ou por intenção própria? Esse aspecto pode revelar a gravidade da situação. Se ainda estamos na fase do namoro (flerte) com a droga ou num processo fusional em que um dependerá do outro literalmente.

Naturalmente todas estas questões e aspectos não devem compor uma peça inquisitorial ou de depoimento criminal, mas uma conversa que situa quem quer ajudar num plano de conhecimento da situação.

Se, de alguma forma, percebe-se que o jovem está mentindo ou reforçando a resistência em falar, devemos respeitar e tentar ganhar mais a confiança. Como o sentimento de culpa está muito aguçado, falar é uma forma de confessar. Preferem calar ou responder de forma monossilábica e evasiva.

Segundo, o perfil psicológico do jovem — Nem todos os jovens que um dia experimentaram algum tipo de droga se tornaram — ou vão se tornar — toxicômanos. Costuma-se afirmar que existiriam alguns traços ligados à personalidade que ajudariam essa tendência. Devemos, então, perguntar:

- Ele continua freqüentando a escola e mantém a motivação para os estudos? Essa questão é fundamental. Significa dizer que ele ainda guarda laços de interesses no plano pessoal e social, ainda alimenta projetos de crescimento, ainda mantém a capacidade de se concentrar e aprender coisas. Saber da escola sobre sua freqüência às aulas e como esta avalia seu comportamento é imprescindível.
- Como está o desempenho escolar? É importante que se faça uma comparação. Estabelecer sua curva de rendimento. Ela mantém-se estável ou teve uma queda brusca nos últimos tempos? Tem tido algum tipo de reprovação ao longo da vida escolar? Com que este estaria relacionado?
- Em casa, como tem sido o comportamento? Não apenas a maneira de se comunicar com os de casa, bem como se houve alguma mudança significativa, tipo irritabilidade, agressividade, apatia ou indiferença em geral.
- Tem mudado de hábitos? Verificar se aquelas atividades que realizava rotineiramente foram trocadas, tipo o costume de dormir (dia pela noite ou vice-versa), se as amizades agora são outras, o modo de se vestir, os cuidados com a higiene pessoal etc.
- Rotina em casa? Ainda comparece aos ritos familiares, tipo refeições em conjunto ou ajeitar o quarto, estender a toalha etc.
- Episódios de fugas? Com quem tem saído e para onde?
- Qual é o seu comportamento em relação ao dinheiro? Faz economias, tem algum planejamento finan-

ceiro? Está ficando mais estragado? Sabemos em que está gastando a mesada? Tem algum interesse em ganhar dinheiro?

Terceiro, o momento sociocultural — O contexto sócio-cultural é uma das peças-chave para a compreensão e avaliação do quadro esboçado. Algumas questões parecem oportunas.

- Qual é seu meio social? A partir da vida familiar podemos traçar um perfil do mundo em que vive. Mas, independente da família, pode estar freqüentando lugares que algumas vezes nem mesmo ele avalia.
- Qual é o ambiente que ele gosta? Quando se diverte, onde vai? Esse ambiente é caracterizado como de que tipo?
- Sai com amigos? Quem são eles? São amizades recentes ou antigas? Conhecemos as famílias destes seus amigos?
- Tem algum projeto para o futuro? Fala sobre isto, confessa alguma vocação, tem algum talento especial que tenta desenvolver? Costuma expressar suas aspirações, detalha os projetos?

A circunstância de ter um filho toxicômano abala os pais. Não raro, são tomados de surpresa. O pânico ronda as famílias. Discutir sobre o tema não é uma tarefa fácil.

A gravidade do caso estaria em relação com o comprometimento de cada um destes parâmetros.

Nem sempre o comportamento bizarro de um jovem

significa que ele esteja se drogando. Não confundir o comportamento curioso ("esquisito") de um adolescente com a conduta toxicômana. Formar grupos, gostar de sair de casa, ter atitudes de independência e "estranheza", até certo ponto, é próprio da juventude.

E também os pais e educadores não podem se comportar como policiais, querendo acompanhar todos os passos dos jovens. Além destes não gostarem — atitude que traduz uma enorme desconfiança — não se pode controlar todos os gestos e atitudes de um jovem.

Essa postura também gera revolta e distanciamento. O clima mais saudável seria o da confiança e do diálogo. Estar disponível a conversar com o jovem, sem medo, sem censura. Fora disso é a persecução e o medo.

A Descoberta

A verdade, porém, é que os pais, na contigência de receberem a notícia de que o filho estaria usando drogas, vivem esse momento com um grande sentimento de culpabilidade. Em que foi que erramos? Por que isso está acontecendo conosco que sempre demos o melhor de nós? Como? se nunca deixamos faltar nada em casa! E tentam assumir a responsabilidade pelo que está se passando, com muita ansiedade.

Outras vezes buscam soluções milagrosas, tentando, por exemplo, interná-los em instituições especializadas para que sejam purificados e curados, através de um processo de exorcização. Ou, então, são enviados a lugares distantes onde outros parentes poderão se ocupar do destino do jovem. Já alguns reagem acusando os amigos, as más companhias, a astúcia e impunidade dos traficantes, o governo e os ambientes da moda. Estas atitudes nos parecem extremamente simplificadoras.

O envolvimento do jovem com as drogas é insuportável para os pais. Eles ficam desesperados. Seja pelo medo do que venha a acontecer com o filho, seja pela destruição da imagem familiar que este episódio está denunciando aos amigos e parentes. O que é que vão dizer da gente?

É evidente que o filho, uma vez declarada a toxicomania, passa a apresentar um maior risco de vida. Os pais têm que assumir essa contingência. Por isso não é raro que expressem um sentimento paradoxal: prefiro ele morto do que vê-lo envolvido com isso...

Gradativamente, a essa conduta do jovem vêm se associar atos de delinqüência, tipo pequenos furtos (em casa ou fora), a prostituição, os riscos de *overdose* ou mesmo a contaminação pela AIDS, dada a prosmiscuidade sexual ou o uso de seringas pelo grupo.

Nestas circunstâncias os pais são tomados pela contingência de romperem com o filho, cortarem totalmente os laços que mantêm ou de continuarem a ajudá-lo com todos os riscos que isso implica, sendo mesmo vistos como cúmplices dos "malfeitos" do filho.

De qualquer forma, a força dos pais é muito restrita. Neste momento se destrói também o mito da família unida e sem problemas. Cai a máscara, ou melhor, a fachada.

As Causas

Mesmo não existindo estruturas específicas que conduzam à toxicomania, quais os elementos que poderíamos repertoriar como sugestivos para a compreensão do problema?

Costuma-se associar a predisposição à toxicomania com situações de carência na infância. A partir dos estudos do Dr. Marc Valleur são assinalados esquematicamente três categorias de problemas na infância:

- **carências graves ou maciças:** existem desde que o indivíduo nasce. As crianças abandonadas, os meninos de rua que vivem em instituições especiais ou que passam de família em família demonstram estas carências. Quase sempre têm profunda falta de amor, de proteção, de segurança e de cuidados indispensáveis ao seu bom desenvolvimento. Guardam um sentimento de abandono, de frustração e de auto-estima diminuída. Têm a sensação que a sociedade é como uma mãe má que não teve cuidados, estando, portanto, em dívida para com elas. Em nosso meio, esse grupo seria constituído sobretudo pelas populações socialmente desmunidas. Mas, paradoxalmente, isso pode acontecer com crianças de famílias abastadas. Na verdade, muitos filhos de famílias ricas não tiveram dos pais o acompanhamento necessário. Foram criados por mães substitutas, por exemplo as babás, ou simplesmente abandonados na abundância. Há os que sofrem com o lixo e outros com o luxo. As condutas agressivas, a delinqüência e as atitudes de riscos serão freqüentes, numa espécie de fazer a sociedade "pagar" pelo amor que elas não tiveram. De um modo geral, as pessoas guardam um sentimento de reconhecimento aos pais e mesmo em relação à sociedade. Estes jovens carentes, no entanto, se comportam como se a problemática dessa dívida fosse orientada noutra direção;

- **golpe do destino:** são crianças ou pré-adolescentes que o destino marcou com um rude golpe. Na vida delas houve uma ruptura brutal. Até pouco tempo, o mais comum era a ruptura pela separação dos pais. O divórcio. Mas, gradativamente, essa situação começa a ser comum na sociedade, não causando tanto impacto. O mesmo não podemos dizer da morte, de um acidente ou uma doença grave dos pais. Essa ruptura na vida é ressentida como uma traição do destino. Uma falta de sorte. É curioso que, depois, eles próprios busquem situações de riscos, se coloquem em posição de perigo, algumas vezes, desafiando as leis. Agindo assim, como que desafiando o destino, tentando reencontrar-se com a sorte e o fio de suas existências.

- **formas intermediárias:** estes diversos elementos podem se misturar e existem muitas formas intermediárias, como o alcoolismo parental, a violência familiar, as doenças agindo sobre a criança de forma complexa. Algumas vezes o uso de drogas começa em casa mesmo. São remédios do armário, da farmácia domiciliar. Eles são perigosos por diversas razões. São usados para fazer experiências ou mesmo para se "desligar". Em muitas famílias há o hábito de dar aos filhos analgésicos, calmantes e soníferos. Isso pode ser muito prejudicial. Tanto pelo uso abusivo de substâncias químicas, até sem prescrição médica, bem como pela idéia que passa subjacente às crianças. Os remédios podem resolver os problemas da existência. Há sempre uma "solução química" para as dificuldades da vida. Existe a idéia de que a cada mal-estar corresponde um medicamento. Cria-se uma verdadeira mitologia dos remédios. Enfim, a utilização exagerada de medicamentos pelos pais é, em si, um sintoma que chama a atenção dos adolescentes.

Mas, todos os fatores repertoriados acima, como "sinais de apelo" que são, num pré-adolescente — as fugas, as tentativas de suicídio —, não podem ser caracterizados como específicos das toxicomanias.

As infâncias difíceis não produzem sempre crianças complicadas. É impossível, num grupo de crianças ou adolescentes "problemáticos", afirmar quais os que serão toxicômanos. Não existem características específicas.

Buscando outras Causas

Além desses aspectos analisados que se reportam à dimensão social, seus conflitos e dificuldades de estruturar jovens em condições, há outras situações que poderíamos chamar de riscos.

Para os jovens comuns, aqueles que não teriam um comprometimento psicossocial mais evidente, podemos destacar:

- **Curiosidade:** o jovem é um manancial de dúvidas, perguntas e vontade de conhecer. Muitas vezes lhe foi falado do "perigo" das drogas. Ele quer saber até que ponto isso é verdade. Quer conhecer, testar, vivenciar. Esse fator é, muitas vezes, a locomotiva que vai puxá-lo à experimentação. Não podemos condenar o jovem por ser curioso. É bom e importante que seja inquieto e impertinente. Muitas vezes, campanhas alarmistas do tipo "quem prova drogas morre", no lugar de alcançar o resultado desejado — afastar o jovem do caminho das drogas —, muitas vezes pode, paradoxalmente, reforçar mais ainda a vontade de ver como é;

- **Influência dos amigos:** na idade em que os jovens costumam iniciar-se nas drogas — dos12 aos 15 anos — o poder de convencimento do grupo de amigos é quase total. Ser legitimado, reconhecido e identificado pela "patota" é vital. Estão aptos e disponíveis a fazerem não importa o que para se legitimarem no grupo. A força de persuasão dos amigos é sempre decisiva. Por isso, nessa fase, a opinião dos colegas vale mais do que a dos pais. Inútil insistir;

- **Ambiente:** os locais por onde anda e freqüenta são em grande parte reveladores dos riscos e/ou situações que vivenciam, lembrando o velho aforisma: "diz-me por onde andas e dir-te-ei quem és". E sabemos, existem alguns ambientes que parecem favorecer estas situações de riscos;

- **clima familiar (afetivo e químico):** Muitas vezes o jovem não encontra na família um espaço de vida. O comportamento dos outros lhe parece hostil. Quer fugir. Ser diferente. Experimentar outras vivências. Não se sente estimado, protegido. Ou o inverso em excesso. Por outro lado, alguns autores assinalam a coincidência no comportamento: quando o pai tem um problema, encontra uma solução química, toma bebida alcóolica. A mãe, quando tem algum contratempo, de igual forma aplica uma solução química, toma um comprimido de tranqüilizante. Nessa perspectiva, o filho, diante de um impasse ou mal-estar, ensaiará também uma solução química, a droga. Um modelo familiar;

- **fase de transição:** sabemos que o adolescente atravessa uma fase muito especial de sua vida. Muitos paradigmas em questionamento. Muitas idéias em xeque. O corpo em ebulição. Nesse quadro múltiplo de incertezas e desafios, alguns podem fazer apelo às drogas, seja para acalmar, alienar ou excitar/dar coragem. A droga é uma solução de compromisso. Ela lhe dá aquilo que falta em sua realidade, alterando-a. O bastão de apoio que lhe falta no cotidiano;

- **auto-afirmação:** igualmente plausível que se levante essa hipótese. O jovem precisa marcar a diferença. Dizer que é ele próprio e que sabe tomar sozinho suas decisões. Em rompante, parte para essa investida. Paga o preço do risco. Alguns precisam "beber" do próprio veneno;

- **fuga/viagem:** durante muito tempo associou-se o uso de drogas com a vontade de evadir-se, sair em busca de outros mundos, palmilhar outros planetas. A droga se oferece para este intento. Nada de enfrentar e afrontar, apenas a fuga, apenas a alienação;

- **correr risco:** parece comum que os jovens gostem de correr riscos. Flertam com a morte, Tanatos. Algumas vezes dimensionando a contemplação do prazer e da felicidade com a possibilidade da morte. Se me advertem — melhor ainda! — eu pago para ver. Lembra alguma coisa de camicase desejando vencer a morte, ser imortal. Deus.

Outros Dados

As estatísticas destacam ainda alguns elementos interessantes. Há entre os toxicômanos um maior número de pais separados ou monoparental (apenas mãe, por exemplo) do que na população geral. Os divórcios, a morte de um dos pais, a vida em instituições, tipo orfanatos, são constantes nessa população. Da mesma forma, em termos estatísticos, há uma correlação entre pais que também se drogam — sobretudo com bebidas alcoólicas e psicotrópicos — e os filhos toxicômanos.

Insistimos, porém, que não se pode falar de fatores familiares objetivos, específicos da toxicomania.

Em todo caso, podemos afirmar que são muito freqüentes as dificuldades entre o jovem e a sua família. Há um mal-estar familiar e a droga se destaca como um sintoma desta disfunção. Haveria uma espécie de dependência que o jovem já não suporta. Como fazer a despedida do *status* de criança? Ele estaria impossibilitado de fazer essa ruptura: assumir o papel de adulto e romper os laços muito fortes com os pais? Eis o dilema. Obviamente que a situação é recíproca, isto é, muitos pais têm medo de separar-se do filho. Pensam que eles não seriam capazes de autonomia. Acham o filho frágil. E assim o filho não pode crescer e libertar-se.

A toxicomania aparece como uma solução de compromisso. Uma forma de "partir sem partir", de continuar na família — posto que ainda depende totalmente dela — porém vivenciando um universo secreto ao qual a família não tem qualquer acesso.

Há a substituição de uma dependência por outra, em tudo mantendo a mesma situação, sem separações. O toxicômano tem sempre, seja qual for a idade, um funcionamento de adolescente.

Tudo parece estar superficialmente bem. Esse equilíbrio será mantido por algum tempo. Daí o silêncio ou a quase cumplicidade das partes. Todos desconfiavam, mas todos faziam como se não soubessem...

Crescimento, um Processo Dinâmico

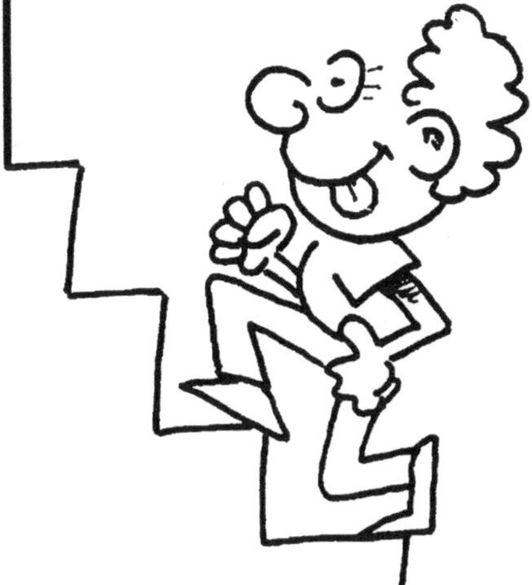

O novo ser humano, após o período intra-uterino, passa a existir, mas ainda muito ligado à mãe. A vida do bebê desenvolve-se dentro da organização materna. Esta ligação é sobretudo determinada pelo lado biológico da relação. E fica difícil estabelecer a independência de um corpo do outro. Há um grau intenso de trocas e fusão, propiciando a existência de uma não-identidade por parte do novo sujeito.

Do ponto de vista existencial, claro que os pais fazem projetos para o filho. Há um desejo quanto ao sexo, ser menino ou menina, e mesmo sobre algumas características físicas: olhos do pai, cabelos da mãe. E, até mesmo sobre o futuro mais distante. Sonham sobre o que ele poderá ser quando crescer etc.

Muitas vezes os pais têm projetos comuns, mas há também a possibilidade de que os genitores alimentem projetos distintos. Há também o caso de filho não desejado. Aquele que apesar de estar crescendo ao nível biológico, pela gravidez manifesta, não é desejado pelos pais. Esta é uma situação das mais dolorosas, a de filho rejeitado.

Não é nosso propósito nos alongarmos no assunto. Apenas destacamos a importância desses elementos no desenvolvimento da personalidade do novo indivíduo.

Após nascer, ainda persistirá, por muito tempo, este estado de dependência e fusão. O existir enquanto ser vivo — biológico — e o existir enquanto pessoa são totalmente dependentes do existir materno.

A grande tarefa do novo ser vivo será o gradativo processo de tornar-se autônomo. Ele buscará sua autonomia. Sua identidade própria.

O interessante é que o processo de dependência não é apenas da criança em relação à mãe, mas da mãe em relação a ela. Uma necessidade intrínseca de que o filho seja dependente dela. A isso chamamos de instinto maternal. A mãe é capaz de "sentir" quando o filho tem frio, fome ou sede.

O grande projeto de desenvolvimento da criança é tornar-se pessoa, o que significa conseguir evoluir desta relação de fusão para a construção de uma identidade.

A autonomia é biológica, física. Antes, ele não podia andar. Ficava no colo, no berço. Depois passa a engatinhar, tatear e a dar os primeiros passos. Antes, só o leite materno, depois o leite em pó, mas assemelhado ao leite materno, posteriormente o leite natural, até chegar a comer o que quer.

Muitas atitudes e condutas que o indivíduo vai tomar ou realizar não serão feitas necessariamente por gosto, mas para marcar a diferença. Para dizer que ele é outro. Que tem sua própria identidade. Muitas vezes os pais não entendem a necessidade do filho de ser diferente para poder ser. Por vezes, o espaço ocupado pelo pai e pela mãe é tão grande que ele, filho, não pode ser dentro dos mesmos limites.

A busca de autonomia passa também pelo domínio

relacional da criança. Inicialmente, seu espaço é apenas o núcleo familiar, onde estão o pai e a mãe. Depois, este círculo se amplia um pouco, com a inclusão dos irmãos, parentes e afins. Posteriormente, um outro momento muito importante é quando passa a ir à escola. Aí começa, claramente, o processo de socialização. Quando se tornar um jovem, crescerá mais ainda a participação social. Vai "ganhar o mundo". Tentar um lugar no círculo de profissionalização. Então, será, um adulto, posto que ganhará sua independência econômica e profissional. O processo natural se dá, portanto, no sentido da autonomia e na busca de sua própria identidade.

DIÁLOGO ENTRE PAIS E FILHOS

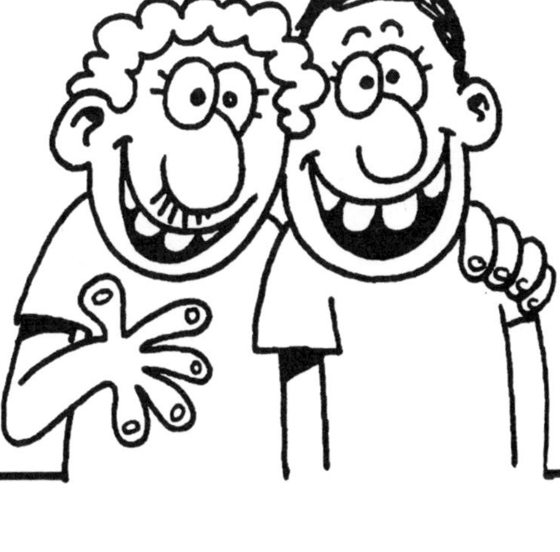

Introdução

Será que conhecemos nossos filhos? Esse é um questionamento que poucos pais se fazem. Até porque não percebem como isso seja importante para o bom crescimento da família. Outros parecem mais preocupados com a luta pela sobrevivência. Falta-lhes tempo para a família.

Muitos pais não conhecem seus filhos. O que sabem é fruto daquela imagem concebida na imaginação e que ajudam a criar. Muitos fantasiam diante da falta de informações. O vazio do encontrar-se é justificado pela pressa do "bom-dia, tenho que ir!". O diálogo é um ato de coragem e vontade.

O tempo passa muito rápido. Até que um dia percebemos que não foram muitos os momentos de trocas. De repente, eles se tornaram adolescentes. E nos perguntamos: o que deixamos para nossos filhos? Muitos pais tentam uma reconquista e percebem que precisam de muita persistência. O diálogo não foi cultivado.

Mas, essa geração de pais teve muitas dificuldades. A maior delas foi talvez a de se adaptar aos novos tempos. Não foi uma geração criada no diálogo. Seus pais eram muito fechados e tudo resolviam com uma ordem.

O diálogo e a convivência são processos de conquista e de muita aprendizagem. Há que investir no relacionamento para que se possa pensar em colher bons frutos. É um longo caminho a se construir, mas recompensador. Dialogar é, acima de tudo, saber falar e escutar. É aprender a ouvir quando o outro fala. É concordar e também discordar.

Fica o consolo. Nunca é tarde para começar...

Conversando com os Filhos

A conversa entre pais e filhos é um exercício muito difícil. Os manuais de Psicologia tendem a simplificar, dando a idéia de que é simples. Nem tanto. Mais complicado ainda quando ela nunca foi tentada.

Seria interessante que essa troca fosse cultivada desde a primeira infância.Chegando à adolescência, a abordagem seria simplificada. Para tudo há uma preparação.

Foi criado o costume de conversa. Não é nada de excepcional.

Na convivência com as famílias percebe-se que, de um modo geral, há uma ausência muito forte dos pais no dia-a-dia das famílias. Eles crêem que manter contato com os filhos é tarefa para as mães. A eles, cabem apenas sustentar a família. Serem provedores.

Ora, o diálogo é uma construção. Deve ser alimentado todos os dias, mesmo quando não há, aparentemente, nada para se dizer. Os canais devem estar abertos para um papo franco. Quando houver necessidade de falar algo de mais sério, o filho entenderá. Não será uma surpresa o pai querer conversar com o filho. Entre eles é costume.

Por outro lado, diálogo significa mão dupla. O termo, vem de:

dia — através, que passa, que filtra, e

logos — entendimento, saber.

Ele deve expressar sentimentos. Dizer exatamente aquilo que se pensa e sente. Não procurar julgar o outro. Uma conversa não é um julgamento. É bom saber que ninguém é culpado sozinho. Existem até algumas frases que quando ditas, ferem muito, por exemplo:

- já sei o que você quer;
- já sei o que você vai dizer;
- não adianta falar, você não muda.

Portanto, um saber em troca. Troca de saber, intercâmbio. Ora, o essencial é que cada um coloque seu ponto de vista. O contrário, quando somente um fala, é o monólogo. Uma voz de cima para baixo cabe melhor num clima de autoritarismo.

Na medida em que cada um vai colocar suas opiniões, é possível que haja uma divergência, que um pense diferente do outro. Não tem importância. Dessa diferença, que não é conflito, pode surgir uma compreensão. Cada um deve expor o que pensa e o porquê de pensar deste modo.

Assim, vai se criando um clima de confiança recíproca. Um pode acreditar no outro. Pode falar, que não vai ser censurado ou punido. Esse ambiente é fundamental para o crescimento de cada um, sobretudo do jovem. Essa é a essência da convivência. Pode ser que, às vezes, não se chegue a um acordo. Não faz mal. Deixa-se para decidir noutro momento. Amanhã, quem sabe?

Sim, porque bloqueia muito alimentar o sentimento de que não há possibilidades nem de entendimento nem de sair do impasse. E ainda mais doloroso é pensar que o outro é que deve mudar. Uma conversa serve para esclarecer mal-entendidos. Não se deve supor, mas perguntar.

Quando se dialoga com jovens, tem-se a impressão que eles parecem muito armados, na defensiva. E realmente estão! Eles têm medo de serem acusados e assumem logo uma postura de revide. Em alguns, isto se percebe até pela maneira ansiosa como falam. Lembremonos que discutir é diferente de disputar. Os pais não devem aceitar provocações ou medição de força. Quando o clima parecer um pouco mais carregado, é hora de esfriar. Não aceitar ser tomado de raiva ou de revide. É importante saber brecar as discussões mais calorosas. Isto pode ser feito simplesmente suspendendo a conversa: olha, amanhã a gente continua... ou desdramatizando, procurando alegrar, contornar. Mas, cuidado, não ironize. A ironia é uma forma muito violenta de insulto.

O filho deve, desde pequeno, reconhecer nos pais aquelas pessoas que representam a autoridade e o limite. A educação é feita de balizamentos. É preciso educar a vontade. Nem é o "tudo pode" nem o "nada deve". Encontrar esse equilíbrio é fruto de compreensão, tolerância e diálogo. Educação é um processo. Não dá para fazer tudo de uma vez. É uma construção. Exige uma continuidade.

Assim como estamos sempre prestes a reprimir ou expressar censura pelo mal feito, devemos estar prontos para o elogio. É impressionante observar como os pais não estão atentos ao incentivo. Será que nossos filhos não realizam nada de bom e de bem? A conotação positiva tem um grande valor pedagógico. Reforça as atitudes corretas. Aumenta a auto-estima. Não faltam ocasiões para destacar as atitudes corretas. Enfim, se cada pai prestar atenção, haverá sempre alguma coisa para dizer parabéns ao filho. (Afinal, não esqueça, ele é seu filho!)

Querer o diálogo, estimular a conversa com os filhos, é fruto de um exercício constante. Os pais devem ficar alerta a todas as chances que surjam. Por isso, o diálogo exige, muitas vezes, um tempo e um local. Não se pode deixar apenas às circunstâncias. Como um ritual, deve ser exercitado todos os dias.

E, como um último lembrete, para os jovens é fundamental saber que seus pais também conversam. Esse é o melhor exemplo.

Reflexões Sobre a Prevenção

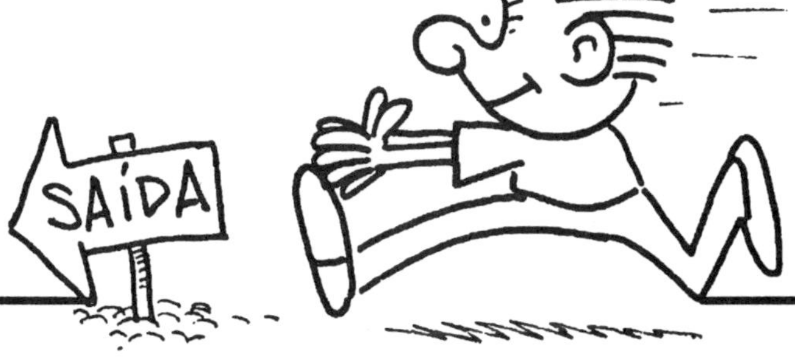

Sabemos que o tratamento de um dependente é sempre longo, difícil, aleatório e caro. Tanto do ponto de vista humano como econômico. A prevenção se impõe como ação e deve ser encorajada; como assinala o adágio popular: "melhor prevenir do que remediar". E cada jovem que se preserva das drogas constitui uma vitória. Mas, obviamente, a toxicomania como fenômeno social persistirá ainda por muitos anos.

Duas noções básicas devem ser levadas em conta quando se pensa a prevenção:

- a toxicomania é um fenômeno de origem múltipla. Ela resulta do encontro de uma personalidade e de um produto num contexto sociocultural particular (fórmula de C. Olievenstein);
- todas as formas possíveis de consumo de produtos tóxicos não devem ser automaticamente confundidas com toxicomania.

Prevenção

Prevenir significa chegar antes (pre — venire). Isso nos faz pensar que a grande população alvo das ações preventivas seriam as crianças, isto é, aquela faixa pré-adolescente e mesmo infantil. Estes ainda não passaram pelos perigos da oferta. Podem ser orientados antes dos riscos.

A prevenção consiste em:

- fornecer informações e
- dar formação.

Estas duas partes se completam.

Pesquisas feitas junto a usuários , até mesmo com toxicômanos, têm indicado que o contato com as drogas começa muito cedo, algo em torno dos 11 aos 13 anos. Ora, falar prevenção é reportar-se a uma idade anterior. Não sendo exagero dizer que a prevenção, na escola, deveria começar no próprio maternal ou jardim de infância. Nem tanto falando em drogas, mas nas qualidades do bem viver, do estar bem com a saúde e com a vida. Deixar para falar mais tarde, na puberdade ou adolescência, estaremos chegando tarde...

Doutra parte, insisto, é fundamental investir na formação de profissionais qualificados. Não se trata apenas de gestos de boa vontade. Há toda uma maneira correta de abordar esse assunto. Não é uma tarefa apenas para voluntários, mas para profissionais devidamente treinados e habilitados. Bem orientados, eles poderão mobilizar outras forças igualmente importantes: os pais, os educadores e os trabalhadores sociais. Antes de começar qualquer trabalho de prevenção na escola é fundamental treinar o pessoal.

Deve-se evitar falar exclusivamente sobre drogas. Não é raro que de tanto insistirem em drogas e seus perigos estejam os adultos estimulando os jovens a experimentá-las, desencadeando uma situação totalmente contrária ao que almejam. Algumas campanhas, mal orientadas, podem ter esse trágico resultado.

Ao falar em drogas, não se deve esquecer que as legalmente admitidas — álcool, tabaco, medicamentos — são, lamentavelmente, as que causam mais desgraças em nosso meio.

A mídia (tv, rádio, jornal, revista) tem uma importância muito grande. E deve ser mobilizada não apenas para falar das estatísticas alarmantes, dos números chocantes, mas das iniciativas pioneiras e exemplares que a comunidade vem realizando, e do efeito positivo das mobilizações comunitárias, no uso do *marketing* social. Igualmente, aqui, a ênfase não pode ser na droga, mas no estar de bem com a vida e com os amigos.

A prevenção deve centrar-se, basicamente, nos pequenos grupos. Quando desejamos atingir de forma pessoal os alunos, é importante que sejam poucos. Mesmo para abrir um diálogo mais franco. Os grandes grupos, os auditórios cheios tendem a inibir os jovens que desejariam fazer perguntas, aprofundar a discussão, partilhar uma experiência, dar algum testemunho. Na multidão, igualmente, há uma tendência paradoxal para assumirem uma conduta exibicionista.

Um fator decisivo é a implicação emocional. A prevenção deve mobilizar a persuasão emocional. A efetiva prevenção se dirige muito mais aos corações do que à razão. Não basta apenas saber dos malefícios. Aliás, todos sabem.

Os jovens devem participar ativamente de todas as iniciativas, desde o momento da elaboração do projeto até sua avaliação. Implicar os jovens é fundamental, porque:

- **eles conhecem a realidade:** sabem exatamente como anda a situação de drogas entre os jovens. Deve-se escolher, sobretudo, aqueles mais ativos e dinâmicos;
- **eles sempre fazem sugestões interessantes:** podem propor atividades mais interessantes e adequadas ao grupo, além de conhecerem uma linguagem convincente, bem como os meios eficazes de convencimento — estas atividades tornam-se prevenção para eles próprios; pois, para manterem a coerência com o que fazem, serão os primeiros a resistir;
- **eles têm acesso mais fácil aos outros.**

Repressão

Uma das formas finais de prevenção, utilizada hoje pelo Estado, é tentar diminuir o tráfico e o consumo através do combate policial contra os pontos de venda: as "bocas". Sabe-se, entretanto, que apenas 15% deste comércio ilegal está sendo alvo de repressão. O restante passa.

Porém, quando a repressão é muito intensa faz aumentar o preço da droga e, com isso, quase sempre, o crime e a violência. E como fica mais complicado o acesso às drogas ilícitas, mais aparecem os pequenos traficantes (formigas, laranjas, aviões), o que torna ainda mais difícil a ação da repressão.

Deve-se pensar também sobre o uso de outras substâncias, ditas legais, e mesmo dos medicamentos desviados de suas indicações terapêuticas.

Dificuldades Psicológicas

Hoje a Psicologia procura influenciar o processo de despistagem de dificuldades afetivas desde a infância, seja na escola, seja ao nível familiar. Isso é a higiene mental e social. Trata-se de acompanhar e proteger aquelas crianças de riscos.

Devemos, entretanto, lembrar os chamados "sintomas de apelo", pelo uso esporádico de produtos tóxicos, do álcool, de medicamentos e/ou condutas de riscos (delinquência, formação de *gangs*, pequenos furtos...). Em nosso meio, um exemplo bem característico são os meninos de rua. Precisariam não de uma abordagem terapêutica como tal, mas de um processo educativo mais consistente: apoio educativo, orientação psicológica etc.

Informação, Primeiro Passo

O primeiro meio de prevenção é a informação. E a informação dos adultos deve permitir uma melhor compreensão das causas do mal-estar dos jovens, e mesmo entre eles próprios fazendo com que se tome consciência sobre todos os perigos das drogas.

E por que será que as pessoas ainda necessitam de mais dados sobre as drogas, se a mídia tem nesse assunto um de seus temas preferidos? Sim, porque de um modo geral, elas são eivadas de paixão, tendenciosas e pouco objetivas. As duas principais distorções da informação são:

- **o sensacionalismo** que consiste em apresentar ao público o que se considera capaz de "mexer" com ele, reforçando quase sempre o mito das drogas em detrimento da verdade. O exagero invade a divulgação de fatos que mereceriam um tratamento equilibrado e correto. No campo da cura, são apresentadas soluções e propostas terapêuticas "milagrosas" que mais se assemelham a charlatanismo. No enfoque sobre a droga, colocam uma acentuada ênfase nela como produto, desconhecendo-se as outras dimensões. Buscam mais o impacto, a bomba, o choque, em última análise, uma audiência mais pelo barulho e exagero, do que pela equilibrada informação;

- **a boa intenção** destaca a tendência de que, exagerando, se conseguiria impedir à juventude o risco das drogas. Essa é uma postura duplamente equivocada: primeiro, os jovens sabem que essa mensagem é falsa, desonesta. Corre-se o perigo de não se ser levado a sério. De ser desacreditado: "Esse cara não fala a verdade." Segundo, falar de risco não funciona como dissuasão para os jovens, mas — muito mais — como desafio. Eles gostam de correr riscos.

Uma Informação Diferente

A informação é objeto não apenas dos grandes veículos da mídia, mas dos pequenos grupos, de conferências etc.

Deve-se eleger as informações-chave a serem transmitidas, que não podem ser centradas apenas na droga — produto — e suas ações/reações, ignorando-se os problemas da juventude, o conflito de gerações e tudo o mais.

Dada a complexidade do tema, faz-se necessário reforçar a idéia da formação de pequenos grupos, em detrimento das grandes multidões. Deve-se inclusive eleger grupos de influência (pais, educadores, trabalhadores sociais) como público alvo inicial.

Quanto aos jovens, eles próprios são os interlocutores naturais, que devem abordar estas questões, mas somente quando solicitam. Na verdade, a informação junto aos adolescentes parece ter pouco impacto preventivo.

A Escola e as Drogas

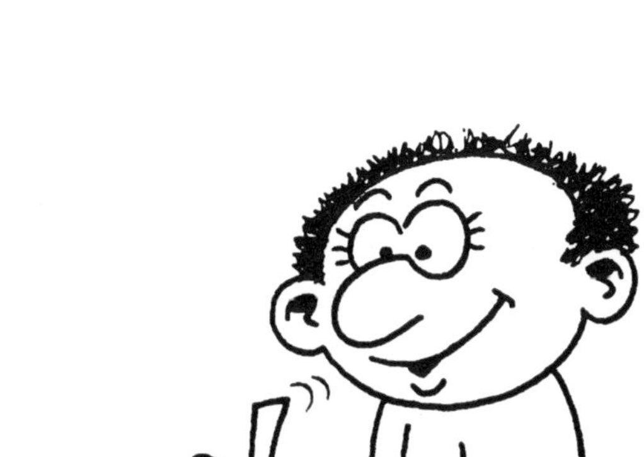

O trabalho com drogas pode ser entendido a três níveis: a prevenção e seu desdobramento, a repressão e o tratamento. Na escola, o enfoque preponderante deve ser o da prevenção.

Baseado nos resultados de suas pesquisas o CEBRID — Centro Brasileiro de Informações Sobre Drogas Psicotrópicas — sugere que um programa de prevenção no Brasil deveria ter algumas vertentes:

- prevenção primária, procurando desestimular a primeira experiência dos não-iniciados, que são a maioria (75 a 80%);

  prevenção secundária, dirigida também aos estudantes, que consistiria em prevenir o aprofundamento do uso experimental. Cerca de 20-25% dos estudantes entrevistados declararam já ter feito uso de psicotrópicos pelo menos uma vez na vida. Com essa ação pretende-se evitar o abuso e a dependência;
- paralelamente, deve-se fornecer aos estudantes dados sobre os riscos do uso agudo de psicotrópicos,

uma vez que esta é a tendência possível que os estudantes fazem ou poderão vir a fazer;

- em relação aos pais e professores, evitar alarmismos exagerados quanto à situação, encarando o uso experimental de drogas como um fato relativamente comum na adolescência e não como o primeiro passo para um caminho sem volta.

Trabalhando a Prevenção

A abordagem preventiva está relacionada com a atitude que se atribui ao ato de usar drogas. Duas propostas são possíveis:

- **controle social:** o aumento do consumo de drogas entre os jovens estaria relacionado com a diminuição do controle social. A base desse descontrole seria a busca impulsiva do prazer. Neste caso, cabe à sociedade colocar freios, limites. No âmbito da escola isso significaria a volta de uma educação mais rígida, com maior controle sobre os jovens e apelo firme à responsabilidade. A percepção dessa atitude configura uma postura conservadora;

- **oferecimento de alternativa:** o uso abusivo de drogas teria suas raízes nos *problemas* e tensões sociais enfrentados pela juventude. Na droga, os jovens buscariam a fuga das pressões e frustações vividas. Não suportando o dia-a-dia restaria a "viagem".

Sendo assim, a base da compreensão do fenômeno estaria relacionada com as condições sociais: não-inserção no mercado de trabalho, sistema educacional inadequado, falta de opções de lazer, fechamento do espaço de participação política. E a ação se orientaria pela estruturação de grupos culturais e esportivos, pela implantação de programas extracurriculares de instrução profissional e pelo incentivo à formação de grupos de jovens para discussão de seus problemas sociais e afetivos. Trata-se de um procedimento mais adequado para regiões em vias de desenvolvimento social.

Modelos de Prevenção

Segundo um levantamento feito pelo CEBRID existiriam, pelo menos, seis modelos educacionais básicos de trabalho de prevenção contra as drogas:

- **princípio moral:** defende que o abuso de drogas é um ato condenável do ponto de vista ético e moral. Faz apelo aos princípios religiosos, à defesa da moral e dos bons costumes. Abre espaço ao discurso moralizante e religioso como princípio curativo. Esse enfoque, para a maioria dos profissionais, é considerado como contraproducente e de uma utilidade reservada;

- **amedrontamento:** insiste nos aspectos negativos e perigosos do abuso das drogas, tentando persuadir (algumas vezes apavorar!) e convencer os jovens pelo medo. Raramente estes creditarão nesse discurso. Além disso, a ameaça pode tornar a droga ainda mais atraente, justamente pelo aspecto de desafio e risco. Por outro lado, muitos jovens já fizeram uso de drogas e não é bem esta a idéia que eles guardam da mesma. Provavelmente vão considerar o adulto como mentiroso ou ingênuo (babaca!). E como a maioria dos problemas sérios só aparece em usuários crônicos, esta estratégia de amedrontamento acaba desmoralizada;

- **conhecimento científico:** propõe o fornecimento de informações sobre drogas de modo imparcial e científico. Sabedores do que pode acontecer, supõe-se que os jovens poderiam tomar decisões racionais. Porém, mesmo que estes assimilem as informações difundidas por esses programas, poderá observar-se que não haverá necessariamente uma diminuição da porcentagem de usuários. Na verdade esse tipo de prevenção não provoca uma mudança de comportamento. Ao contrário, faz com que os usuários baixem o nível de tensão e medo, e, de um modo geral, até propicia a experimentação da droga. Não deverá, assim, ser pensado como modelo exclusivo. Sua utilidade será sempre junto com outras propostas;

- **educação afetiva:** visa à modificação de fatores pessoais predisponentes ao uso de drogas. Trata-se de um conjunto de técnicas que buscam melhorar ou desenvolver a auto-estima, a capacidade de lidar com a ansiedade, a habilidade de decidir e interagir em grupo, a comunicação verbal e a capacidade de resistir às pressões de grupo. Traz, sim, um impacto positivo, embora de pequena dimensão. Outros autores apontam para uma melhora de algumas deficiências pessoais dos alunos (auto-estima, por exemplo), mas sem a diminuição nos níveis de consumo de drogas. Outra limitação é quanto à resistência da própria instituição escolar, ainda não habituada a estes tipos de programas, bem como a necessária qualificação dos professores envolvidos na experiência, que deveriam submeter-se a intenso treinamento;

- **estilo de vida saudável:** não usar drogas é um dos elementos de uma maneira de viver que incluiria também a alimentação balanceada, o controle físico — de peso, das taxas de colesterol, da pressão arterial — e os exercícios físicos regulares. Na França, as escolas introduziram a disciplina Ecologia Médica, que trata não apenas de problemas da droga mas de uma série de situações advindas do avanço tecnológico e da sociedade urbano-industrial. Poluição, barulho, trânsito, substâncias cancerígenas, perigo atômico, álcool e fumo são alguns dos assuntos abordados por essa disciplina;

- **pressão de grupo positiva:** ainda muito recente, esta tese centraliza que a pressão do grupo levaria os jovens a experimentar as drogas. Por que não usar essa influência em sentido inverso? Este modelo prega o afastamento dos adultos — professores e pais — e a utilização dos próprios jovens para liderarem programas de prevenção às drogas. Propõe o contato com líderes naturais adolescentes e seu treinamento para lidarem com o problema, o incentivo a festas onde não existam psicotrópicos e o fortalecimento de organizações de solidariedade e ajuda entre os jovens.

Pistas para Ação

Naturalmente que cada escola deverá respeitar suas particularidades e potencialidades. Uma escola situada numa favela, por exemplo, tem outras dificuldades e situações que não as de uma escola localizada em um bairro de classe média. As perspectivas de ação são distintas e as expectativas sociais são diferentes.

A escola deverá utilizar as ocasiões propícias para desenvolver ações de prevenção, que não devem, porém, se restringir a campanhas passageiras. O trabalho deve buscar uma continuidade, não sendo interrompido ou feito de episódios isolados. Tampouco, a escola pode prescindir do apoio e da participação dos pais, mesmo sendo uma colaboração muito delicada. Eles devem, o quanto possível, ser convidados a um maior engajamento nesse trabalho de prevenção. Devem ser vistos como parceiros privilegiados dessas iniciativas.

O envolvimento dos alunos é também fundamental. As lideranças espontâneas devem ser estimuladas a colaborarem no trabalho efetivo de prevenção. Os grêmios, as associações de estudantes são peças indispensáveis.

Enfim, mesmo que pouco tenha sido feito até agora, urge que se comece um trabalho mais consistente e constante. Mesmo não existindo uma tradição, é hora de começar. Pecado mais grave é a omissão. Assim, é desnecessário dizer que hoje a indiferença pode ser comparada à conivência, e o silêncio, à cumplicidade.

Observações Práticas Sobre a Prevenção

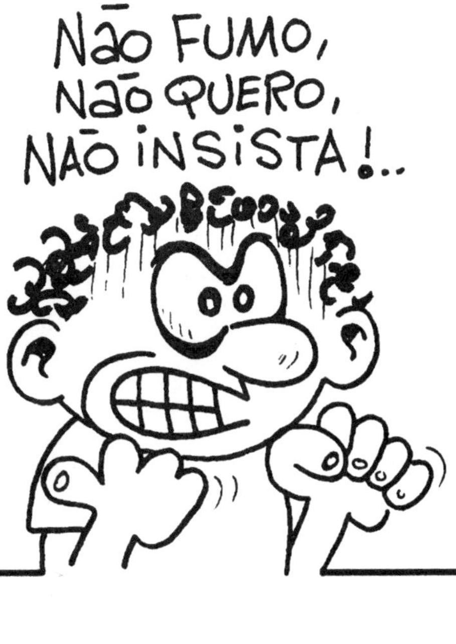

- Os professores podem sentir a proposta de prevenção como mais uma sobrecarga de trabalho e, em conseqüência, recusar uma participação efetiva. Normalmente, os professores já são muito ocupados. É preciso habilidade para sensibilizá-los.
- Não há prevenção eficaz sem a capacitação preliminar dos técnicos e professores.
- É fundamental iniciar o trabalho numa instituição, digamos, uma escola, com uma pesquisa para conhecer a situação real da comunidade em questão. Essa pesquisa não precisa ser muito sofisticada, nem mesmo com aplicação de questionário, o que poderá inibir os alunos. Pode se orientar por uma conversa com os pais, os educadores, os jovens, tipo grupos focais ou mesmo entrevistas dirigidas. Deve-se ter uma idéia geral de como anda a situação das drogas na escola. Não se deixar le-

var apenas pela emoção ou algum outro caso isolado. A ênfase nessa etapa é conhecer melhor a percepção dos jovens sobre o problema, isto é, como eles encaram a situação, que conhecimentos possuem sobre o assunto, até que ponto vai o envolvimento de alguns no assunto. E não deve ter características de nominação: quem, onde, como? Isso pode inibir totalmente a participação e ser visto como um trabalho policial.

- O trabalho não pode ser isolado e parecer iniciativa apenas de um grupo de pessoas. Toda a escola precisa se envolver, desde o porteiro ou zelador, até o diretor. Cada um tem uma parte a fazer. Sensibilizar toda a comunidade. Não é o mesmo que apavorar. Muitas vezes esse trabalho de prevenção começa com alguém mais sensível. Essa pessoa deve convencer outras. Não pode trabalhar só. Não. Cada um dos membros da equipe vai procurar fazer aquela tarefa que lhe seja adequada. Cada qual tem um talento específico e o usa conforme suas aptidões. Esforçar para inicialmente criar um comitê e depois tentar envolver toda a comunidade, inclusive os pais.
- As iniciativas na área de prevenção devem, quando possível, inscrever-se em outras iniciativas da instituição (intra) e da comunidade (extra), de forma a parecer perfeitamente integrada ao dinamismo da vida. A prevenção não pode apresentar-se como uma coisa isolada, à parte. Mas, perfeitamente integrada na vida e na dinâmica da instituição e da comunidade.

- Evitar a realização de semana, como campanha ou feiras de ciências, sem haver uma continuidade. Se possível, encontrar formas originais e inteligentes de incluir tal tipo de atividade no próprio currículo escolar. A prevenção tem de ser contínua e não por períodos ou campanhas. Durante uma semana, só se fala nisso, mas o resto do ano... silêncio total. Assim é ruim. Mesmo nessas semanas ou feiras, deve-se evitar a ênfase na droga. Algumas escolas chegam ao cúmulo de trazer drogas e exibi-las aos alunos para que eles conheçam, toquem, saibam a forma de uso etc. Ora, isso é uma maneira de incentivo e desafio. Já falamos da força da curiosidade. Isso, na verdade, a aguça. É negativo.
- Outro grave problema é a falta de recursos, de incentivo, de uma política pública. Deve-se condenar com veemência as campanhas, os movimentos, justamente porque não oferecem continuidade. De repente num momento, repito, fala-se muito, discute-se muito, e depois, nada.
- A ênfase de qualquer trabalho de prevenção deve ser a valorização da vida (o prazer, a amizade, a alegria de viver etc.) e não a droga (aspectos químicos, ações e efeitos, modo de usar, etc.)
- O trabalho deve ser marcado por iniciativas concretas, tipo: realização de um vídeo (e passar para o grupo), organização de uma passeata, leitura de um painel imenso (na escola, na rua principal do bairro), plantio de uma árvore, estabelecimento de alguma forma de concurso ou competição etc.

- As ações de prevenção podem suscitar demanda. Isto é, alguma família e/ou jovem pode vir a pedir uma ajuda mais individualizada por estar passando por algum tipo de dificuldade. Assim, há que se criar ou se informar de toda uma rede de alternativas de tratamento e/ou encaminhamento. O papel da escola não é assegurar tratamento, mas estar preparada para trabalhar em parceria com profissionais conhecidos que possam ajudar nessas situações. Não se trata do encaminhar para se desembaraçar. É importante também negociar, quando possível, a permanência do aluno na escola e não sua expulsão. Desde que haja um compromisso e um acompanhamento, é mais pedagógico e humano assegurar ao aluno a continuidade dos estudos na própria instituição.
- Deve-se respeitar as faixas etárias. Nem todos os jovens estão interessados em escutar as mesmas mensagens nem compreendem da mesma forma. Por isso a prevenção deve ser particularizada, se possível, personificada.
- No caso de serem produzidos cartazes ou textos, estes devem ser curtos. Os jovens não lêem textos longos. Desta forma, não é estratégico colocar muitas informações, senão, eles se perdem ou se embaralham.
- É importante descobrir valores/aptidões/talentos na comunidade e através desses interesses desenvolver atividades e engajamento.
- Estar e gostar da escola é prevenção. Em pesquisas realizadas com jovens, em Fortaleza/96, constatamos que, na população que freqüenta escola com regularidade, o uso de drogas — uma vez

por semana — não chega a 2%. Enquanto que, entre os jovens que não vão regularmente à escola, meninos e meninas de/na rua, esse mesmo índice chega a 98%. Podemos concluir, sem dúvidas, que a maior prevenção é a criança manter-se na escola.

- O que a gente não pode é ficar parado.

Tratamento, a Busca da Cura

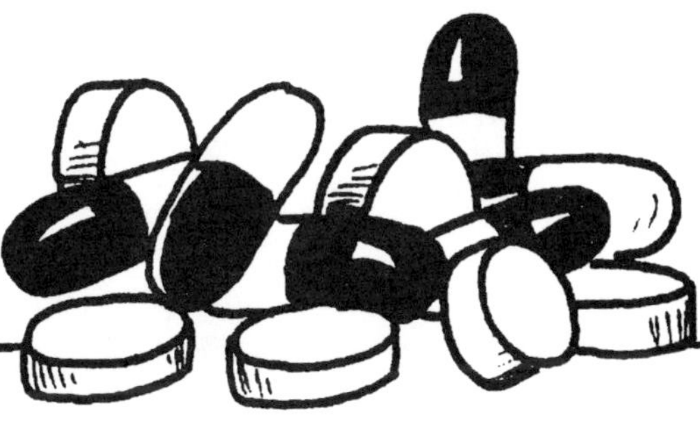

A situação mais comum é que a família seja tomada de espanto ao descobrir que o seu filho está usando drogas. Diz-se que esta é a última a tomar conhecimento. Mesmo sabendo que manter a serenidade é o mais apropriado em momentos de dificuldades, os pais são tomados de intenso pânico. E, quase sempre, assumem condutas inadequadas. As mais comuns e menos aconselhadas seriam: reagir com violência, seja penalizando o filho fisicamente, seja abandonando-o à própria sorte, como se dissessem, de agora em diante, se vire. E, pior, há pais mais extremados: expulsam o filho de casa.

Outra conduta inadequada é a de tentar encobrir, esconder. Fazer como se não estivesse acontecendo nada de importante. Neste sentido, há a posição de banalizar: acreditar que é passageiro, e que, com mais algum tempo, tudo será normalizado. Muitos jovens passam por isso e se recuperam!

Todas estas são condutas desaconselhadas.

Não adianta, também, estar procurando causas. Além de levantar a culpa, não ajuda a resolver a situação. Como numa espécie de metralhadora giratória, a família fica procurando culpados. Tentam insinuar que a escola não foi suficientemente atenta ou rígida. As más companhias que andou freqüentando. Os vizinhos do bairro onde mora. A crise da sociedade etc., etc. E, não raro, os próprios pais começam a se degladiar. Um acusando o outro.

A recomendação inicial é a de manter uma estrita serenidade. Não adianta agravar o que já é preocupante.

Algumas vezes, os próprios colegas querem ajudar o amigo a sair dessa. Eles não são, porém, as pessoas mais indicadas. Os amigos podem mostrar, de forma clara e direta, que estão sabendo ou conhecendo a dificuldade que a pessoa está passando e que desejam ajudá-la. É muito difícil que eles possam ir além disso.

Nestas circunstâncias, é importante convocar os pais e a família para que tomem conhecimento e assumam, de uma maneira muito franca, o que está acontecendo.

É necessário ser claro, direto. Alertar a quem for responsável para que tome as devidas providências. Um namorado dificilmente terá força ou poder de convencimento para conseguir que o outro deixe de usar drogas.

A Escola

Para a escola será uma situação delicada. A rigor, a tarefa básica da escola é realizar a prevenção primária. Deve educar e dissuadir o jovem a não usar drogas. Diante de um aluno com suspeita de que estaria fazendo uso de drogas, a situação é mais delicada.

Novamente lembramos a importância de se manter a serenidade e de se fazer um levantamento detalhado da vida do jovem. Precisa-se pensar uma intervenção mais sistematizada. A primeira questão é saber se a escola está preparada para tão delicada missão.

A escola não pode ignorar este tipo de situação simplesmente excluindo de seus quadros um aluno que eventualmente possa estar usando drogas. De uma escola responsável, comprometida com o educar, espera-se muito mais.

Classificando os usuários

Uma das tarefas de quem trabalha com esse assunto é admitir a diferença que existe entre adolescentes que utilizam produtos tóxicos e os toxicômanos verdadeiros. Esta distinção permite especializar a resposta a ser dada e a conduta a ser tomada, que difere em cada situação. Enviar um jovem, por exemplo, a uma instituição de recuperação de drogados simplesmente porque ele teria feito algum tipo de experimentação é tão reprovável como não fazer nada.

O Prof. Claude Olievenstein propõe quatro tipos de situações:

- **usuários recreativos:** são aqueles jovens que consomem de uma maneira muito episódica um produto tóxico, legal ou ilegal, e onde nenhum dos equilíbrios socioprofissional ou escolar, afetivo e familiar estão rompidos. Isto é, mesmo tendo feito o uso de drogas de forma excepcional, o jovem mantém suas atividades e funções sociais e profissionais. Continua freqüentando a escola, tirando boas notas. Mantém os laços familiares com equilíbrio e não tem qualquer conduta reprovável;

- **usuários ocasionais:** aqueles que têm um uso de drogas mais repetitivo, mas onde o equilíbrio sociofamiliar, escolar etc., não foi compremetido;

- **usuários semi-ocasionais:** aqueles onde um ou mais sinais-sintomas e alerta testemunham uma fragilidade ou o início de uma ruptura. Seja a ruptura escolar, no caso uma reprovação brusca (tinha uma escolaridade excelente e começa a degringolar), sejam faltas ou fugas da escola, distúrbios do sono e das condutas alimentares, ou um crescente grau de dissociabilidade e manifestações ansiosas ou fóbicas;

- **adolescentes toxicômanos:** aqueles cuja relação jovem-droga forma um duo indissociável, invadindo toda a vida relacional e afetiva, isto é, o mundo do jovem passa a girar ininterruptamente em torno da droga. Tudo que ele faz é para obter a droga, curtir a droga, viver com a droga. Todas as outras relações — escolares, familiares, sociais etc. — foram comprometidas ou abandonadas.

Deve-se alertar, porém, que nem todas as características assinaladas acima são exclusivas ou particulares a jovens que se drogam. Numa personalidade em estruturação, própria de adolescentes, muitas destas atitudes nada mais revelam que a instabilidade comum a esse período da vida. Por outro lado, algumas destas características podem revelar outro tipo de problema que não necessariamente a toxicomania. Podem ser expressões de um mal-estar existencial ou mesmo o iniciar de dificuldades psíquicas específicas.

Abordagem

Naturalmente que a primeira providência é tentar fazer um apanhado geral da situação. Como está a vida deste jovem? Como ele se encontra em relação aos estudos? Como é o clima familiar? Como está o seu humor? Participa e se interessa pelo que se passa em casa? Quais suas amizades e ambientes freqüentados? Qual o tipo de droga que estaria sendo usada, em que quantidade e ocorrência?

Este levantamento vai dar um perfil deste jovem e o panorama no qual ele se inscreve. Dependendo da avaliação, pode ser pensado para cada situação o tipo de intervenção a seguir:

- **usuários recreativos e ocasionais:** é fundamental assinalar a importância da lei. Lei no sentido de limite e norma. Devem ser considerados como pessoas normais que transgridem. Essa transgressão deve ser paga com uma sanção. Neste caso, propõe-se que haja a ruptura de certas condutas: suspender certas amizades e freqüência a certos ambientes. Renegociar a questão da mesada, das saídas, dos presentes etc. Algumas vezes pode até ser necessário mudar de escola. E também uma guinada nas relações familiares, onde deverá prevalecer agora o diálogo e o acompanhamento. Mais ainda: não permitir que ele fique muito solto e livre. É preciso "colar" no jovem, não no sentido de policiamento, mas no da companhia e do diálogo amoroso. Os pais assumindo em plenitude as suas funções. Aquilo que é tantas vezes advertido pelas campanhas: cuide de seu filho antes que um traficante o adote! O acompanhamento terapêutico — sobretudo familiar — poderá ser útil.

- **usuários semi-ocasionais:** Além das medidas anteriores, deve-se sugerir uma terapia familiar ou uma psicoterapia individual, ou mesmo as duas. Nesses casos, o acompanhamento terapêutico é quase sempre recomendado e necessário. Algumas vezes, pode ser sugerido algum tipo de apoio, com produtos não nocivos — por exemplo, a fitoterapia — para ajudar nos momentos de manifestações ansiosas e nos distúrbios do sono.

- **adolescentes toxicômanos:** Ainda bem que estes são casos mais raros. O tratamento, porém, será longo. Não menos de 18 meses. Compreende três fases: desintoxicação, terapia propriamente dita e finalmente a reintegração social.

O período inicial do tratamento consiste na desintoxicação, feita pelo isolamento do meio, não permitindo que o jovem possa ter contato com os outros toxicômanos. A solução mais comum é institucionalização. Isto é, ele deve participar de uma comunidade terapêutica.

Na medida do possível, deve ser escolhida uma instituição que possa melhor encarnar uma lei real e uma lei simbólica adaptada à situação do paciente. Isso significa dizer que cada instituição proposta deverá ter sua própria personalidade e seus métodos. A base teórica dessa escola deve oferecer ao jovem um modelo identificatório ao qual ele poderá se referir. Mas é preciso ficar atento para que esse modelo identificatório não substitua a dependência ao produto pela dependência a uma figura carismática dessa instituição ou mesmo a própria instituição. Não substituir simplesmente um tipo de dependência — a droga, por um outro tipo de droga — a ideologização ou adoração.

Essa fase de isolamento é longa. É ilusório e mesmo perigoso crer que se poderá obter algum resultado concreto com menos de 12 a 18 meses de isolamento do meio. O número de recaídas é proporcional à duração desta segunda fase.

A psicoterapia específica é igualmente essencial e é uma ingenuidade pensar uma saída da toxicomania sem passar por ela. Simplesmente, pode-se assistir ao deslocamento do sintoma se esse tipo de terapia for usado.

Da mesma forma, deve-se evitar de "patologizar" os fenômenos e as situações próprias à adolescência. É necessário adotar-se, durante um certo tempo, uma posição quase perversa onde o duo terapeuta/toxicômano substitui o terceiro, excluído, que é o objeto droga.

Em seguida, deve-se organizar a independência em relação a este duo em busca da autonomia do sujeito. Aí, a terceira fase: a reintegração social, que recolocará o jovem em sua plenitude física e mental. É importante alertar que se esteja sempre atento, porque recaídas poderão ocorrer.

Demanda

As situações nas quais o jovem procura uma ajuda variam:

- **ele busca de sua própria iniciativa:** neste caso, ele deve ser tratado com o maior respeito. Ser mantido o segredo profissional e disso ele precisa tomar pleno conhecimento. Não é raro que por trás do assunto droga se revele preliminarmente alguma situação relativa à psicopatologia. Este problema merecerá uma abordagem antes mesmo do assunto droga;

- **ele vem trazido pela família:** essa é a situação mais comum, mais difícil e mais problemática. É freqüente o jovem apresentar-se ansioso e a família tensa. A abordagem poderá ser feita com todos juntos ou em separado. O importante é que a conduta a ser seguida seja apresentada e discutida por todos;

- **ele vem por "conselho" policial/judicial:** o medo que o aparelho repressivo ou judiciário possa colocar, quando de sua intervenção, faz com que o jovem veja-se obrigado ao tratamento. E isso não é inútil, porque o jovem poderá se servir do apoio de um programa de ajuda. Comumente, nos situamos diante de um jovem que provavelmente guarda uma certa raiva/rancor da sociedade e um sentimento de que estaria sendo injustiçado. A posição do terapeuta deve ser clara e sem ambigüidades. E não pode, por exemplo, assinar atestados graciosos em vista de uma maior liberalização do caso, o que significaria uma certa cumplicidade e um enfraquecimento do modelo identificatório do terapeuta.

Conclusão

Nem todos os jovens que usam drogas são toxicômanos. Voltamos a insistir nesse ponto. Logo a abordagem vai ser diferente conforme a situação levantada. Cada caso exigirá um esquema especial e particular.

O tratamento deve ser ajustado a cada situação. Os riscos mais comuns são os do:

- **exagero:** quando a família dramatiza o problema ao extremo, vendo-o de uma maneira catastrófica. O fim de tudo. O pânico exasperado. Imagina que não tem saída, que o jovem está totalmente destruído etc.

> **banalização:** a família passa a considerar que a coisa poderia ser bem pior ou simplesmente esconde e nega para todos o que está acontecendo. Abafa. Desconversa. Ou simplesmente pensa que essa é uma situação comum a todos os jovens, que é uma fase passageira, que logo mais tudo estará sanado. Que é preciso dar mais uma chance etc. Por isso, ela não vai procurar ajuda, continuará empurrando o conflito para a frente...

Em toda circunstância, a abordagem deve ser adequada ao caso, as medidas proporcionadas ao que está acontecendo. Deve ser global, envolver tanto a família — sobretudo os pais — bem como, a escola, os amigos e os ambientes freqüentados.

Tanto pode exigir atitudes radicais, sair daquele colégio, daquele bairro etc., ou simplesmente manter uma maior aproximação e acompanhamento.

Para quem se envolve com o caso — seja um professor ou outro profissional — é importante trabalhar a idéia de demanda e contrato. Tudo deve ser estabelecido em termos do que está sendo procurado dentro de um contexto e para realizar uma tal tarefa. É importante evitar ambigüidades e posturas contraditórias.

Lembraria ainda que a hospitalização, sempre que possível, deveria ser evitada, justificando-se apenas em casos graves e por um tempo limitado, também plenamente negociada. Não deve ser vista como punição ou castigo.

Tão importante quanto as medidas de tratamento, e ainda fazendo parte dele, é o momento da reinserção, em que vai novamente enfrentar o dia-a-dia, bem como o acompanhamento posterior.

Nunca deve ser largado apenas por apresentar os primeiros sinais de abstinência ou suposta rejeição às drogas. Os terapeutas mais responsáveis afirmam que só podemos falar em cura depois de pelo menos três anos sem fazer uso de drogas.

Algumas situações merecerão muito mais uma conduta pedagógica que terapêutica, por exemplo, uma presença mais firme e clara da imagem parental.

Outros precisarão de um tratamento mais especializado e demorado. Para os toxicômanos verdadeiros uma curta passagem e um estabelecimento de cura terá pouca chance de sucesso. É ilusório. Dificilmente um jovem com drogas sairá do problema com menos de 18 meses a 2 anos de acompanhamento.

Deixar de usar drogas é apenas um aspecto da reabilitação. É preciso redescobrir o gosto pela vida afetiva, sem drogas de substituição — álcool ou remédios —, podendo viver em meio aberto, sem depender de reclusões físicas, ideológicas ou religiosas.

A caminhada de retorno será tanto mais difícil e penosa quanto mais longo e fundo o jovem tenha ido nessa triste viagem.

Palavra Final

O que chama mais atenção, nesses projetos de prevenção e tratamento, é a pouca importância atribuída à família. Como instituição está simplesmente escanteada do cenário social. No pensar e agir de alguns técnicos, a família é uma carta fora do baralho. Estão quase concluindo que família atrapalha...

Ora, o homem levou milhares de anos para sair da condição de horda primitiva e conceber-se como família. Até hoje é a estrutura mais aperfeiçoada que se conseguiu criar como modelo de organização social.

Os compêndios de psicodinâmica destacam que a família é para a criança a primeira instância do amor. O lugar onde inicia a transa da emoção, do afeto, do carinho. Nenhuma experiência no mundo foi capaz, até agora, de substituir a família.

Ademais, a família fornece uma identidade. Uma referência cultural. O indivíduo construído em sua humanidade. Fora disso ele é o "bicho" homem. Meninos sem ter a quem se referir. Sem raízes. Sem pai, sem mãe, sem cultura infundida. Não inaugurados na cultura.

O Estado, por mais capaz e mais eficiente que venha a ser, não conseguirá reproduzir aquilo que se vive numa família.

Quem trabalha com adolescentes em situações de risco sabe como isto é difícil. Eles não acreditam na possibilidade do amor. São arredios, desconfiados. Para eles, viver é como estar numa floresta. Tudo lhes parece agressão e ameaça. São inseguros. Medrosos. Emocionalmente instáveis. Acuados. Em nada eles podem ou devem acreditar. Foram marcados pela não-experiência do amor materno e familiar. São enormemente depositários dessa falta. Reconstruir a confiança e fazê-los acreditar na possibilidade do amor é um árduo trabalho, quase impossível.

As creches, os institutos especiais podem ser tolerados como soluções precárias e paliativas. Especiais. Não devem constituir-se em fundamento de uma política de apoio à infância e a adolescência. Ajudar as crianças é prioritariamente fortalecer os laços familiares. O jovem problemático é, quase sempre, um sintoma. Reflexo da grave situação por que passa a família e, por extensão, a sociedade. Agir sobre o sintoma é adiar soluções.

Pode-se argumentar que existem pais irresponsáveis. Isso, com certeza, não é apanágio dos pobres. Nós os encontramos de igual forma nas classes mais ricas. E o que tem de menor abandonado nas famílias mais abastadas deste país...!

Ademais, essa abordagem, pelo critério etário, é um evidente desconhecimento das relações sociais que não se subordinam a esse parâmetro. Acaba sendo uma forma de segregação e de conseqüente marginalização. Não seria mais eficaz trabalhar com a família?

Nos países socialmente mais avançados estimula-se, por exemplo, a realização de programas de adoção. Famílias que queiram receber jovens em seus lares mediante uma retribuição financeira. Sai muito mais barato e é superiormente mais eficaz. Tenta-se, dessa forma, reconstruir os laços sociais através da família. No Brasil, faz-se exatamente o inverso.

A reabilitação e o fortalecimento da família não devem ser entendidos simplesmente como um discurso religioso ou moralista. Reacionário. Afinal, qual foi a sociedade que conseguiu prosperar sem ter na família sua estrutura básica? Qual foi a civilização que sobreviveu destruindo a família?

Lugar de criança é num lar, numa família. Com pai e mãe. Pode ser antigo, mas é, ainda hoje, o remédio mais eficaz.

Referências Bibliográficas

Para quem deseja se aprofundar mais no assunto, apresentamos uma bibliografia sobre o tema:

Bastos, F.I. e Gonçalves, O.D. *Só socialmente* — Rio de Janeiro, Ed. Relume-Dumará, 1992

——. *Drogas: é legal? Um debate autorizado* — Rio de Janeiro, Ed. Imago, 1993

Bergeret, J. e Leblanc, J. *Toxicomanias: uma visão multidisciplinar* — Porto Alegre, Ed. Artes Médicas, 1991

Bucher, R. *Drogas e drogadição no Brasil* — Porto Alegre, Ed. Artes Médicas, 1992

Inem, C.L. e Acselrad, G. *Drogas: uma visão contemporânea* — Nepad/Uerj, Rio de Janeiro, Ed. Imago, 1993

Masur, J. e Carlini, E.A. *Drogas: subsídios para uma discussão* — São Paulo, Ed. Brasiliense, 1989

Olievenstein, C. *Destino do toxicômano* — São Paulo, Ed. Almed, 1985

——. *O não-dito das emoções* — Rio de Janeiro, Jorge Zahar Ed., 1989

——. *A clínica do toxicômano* — Porto Alegre, Ed. Artes Médicas, 1989

Schuckit, M. *Abuso de álcool e drogas: uma orientação clínica ao diagnóstico e tratamento* — Porto Alegre, Ed. Artes Médicas, 1991

Tiba, I. *A maconha e o jovem: família, escola e sociedade* — São Paulo, Ed. Ágora, 1989

Valleur Marc *et alli*. Vous, vous enfants et la drogue — Paris, Ed. Calmann Lévy, 1990

Zaluar, Alba (org.). *Drogas e cidadania: repressão ou redução de riscos* — São Paulo, Ed. Brasiliense, 1994

Se estiver interessado em receber sem
compromisso, *grátis* e pelo correio, notícias sobre os
novos lançamentos da Record e ofertas
especiais dos nossos livros, escreva para

RP Record
Caixa Postal 23.052
CEP 20922-970, Rio de Janeiro, RJ

---

dando seu nome e endereço completos,
para efetuarmos sua inclusão imediata no
cadastro de *Leitores Preferenciais.*
Seja bem-vindo.
Válido somente no Brasil.

Impresso no Brasil pelo
Sistema Cameron da Divisão Gráfica da
DISTRIBUIDORA RECORD DE SERVIÇOS DE IMPRENSA S.A.
Rua Argentina 171 – 20921-380 Rio de Janeiro, RJ – Tel.: 585-2000